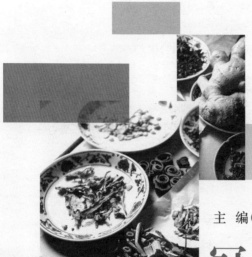

第3辑

中西医结合慢性病防治指导与自我管理丛书

主编◎韩 旭

冠心病

人民卫生出版社

图书在版编目（CIP）数据

冠心病 / 韩旭主编. —北京：人民卫生出版社，2017
ISBN 978-7-117-25230-0

Ⅰ.①冠… Ⅱ.①韩… Ⅲ.①冠心病－防治
Ⅳ.①R541.4

中国版本图书馆 CIP 数据核字（2017）第 237703 号

人卫智网	www.ipmph.com	医学教育、学术、考试、健康，
		购书智慧智能综合服务平台
人卫官网	www.pmph.com	人卫官方资讯发布平台

冠心病

主　　编：韩　旭
出版发行：人民卫生出版社（中继线 010-59780011）
地　　址：北京市朝阳区潘家园南里 19 号
邮　　编：100021
E - mail：pmph @ pmph.com
购书热线：010-59787592　010-59787584　010-65264830
印　　刷：北京机工印刷厂
经　　销：新华书店
开　　本：787×1092　1/32　印张：5
字　　数：81 千字
版　　次：2017 年 10 月第 1 版　2019 年 3 月第 1 版第 2 次印刷
标准书号：ISBN 978-7-117-25230-0/R·25231
定　　价：26.00 元

冠心病

主　编　韩　旭

副主编　李七一　刘福明

编　委（按姓氏笔画为序）

王大壮　　王道成　　仲建刚

花木莲　　杨孟其　　辛　琪

武建海　　赵海燕　　郭　宁

顾琰华　　彭静微　　薛　刚

前言

　　冠心病是"冠状动脉粥样硬化性心脏病"的简称，也称"缺血性心脏病"，包括心绞痛、心律失常、急性心肌梗死、心力衰竭和心脏骤停等，发病率高，风险大，相应的死亡率也高；冠心病通常是一种进展性疾病，平时可以没有任何症状，但随着时间的推移，病情可能会逐渐地加重，其危害性不容小觑。随着医学科学的不断发展，对于冠心病本质的认识不断加深，新的诊疗技术的运用使得冠心病的疗效大大提高，但总体来说，冠心病还处在一个"可防、可治，但不能根治"的阶段，尤其是急性心肌梗死、心力衰竭和心脏骤停等疾病，仍然严重危害患者的生命健康和生活水平，广大患者在与疾病斗争的过程中还面临着很多困难和问题。

　　本书用通俗易懂的语言详细介绍了有关冠心病的最新知识，通过从基础知识导航、个人调理攻略、名家防治指导、药食宜忌速查、医患互动空间五个章节，由浅入深地对冠心病的基本概念、危险因素、发病机制和临床分型、临床诊断和治疗以及预防保健等知识进行了阐述。

冠心病的治疗是一个长期的过程，如何在医学治疗的基础上进行有效的生活方式的干预，已经受到越来越多的重视。本书以中西医结合为体，充分发挥中医药优势与特色，分章节介绍冠心病预防、康复、保健、调养、饮食、拔罐、刮痧、心理调适等内容，指导患者对于疾病进行科学的、综合的、全方位、多角度的管理，以期形成一个以患者为中心、医患互动、个体化、针对性强的疾病自我管理模式。

本书作为一本传播冠心病相关内容的医学科普书，对冠心病患者具有较强的实用价值。期待本书能为广大读者答疑解惑，解除患者的疾病痛苦；同时，期望本书能对于医学相关从业人员有一定的参考价值。

编　者

2017年7月

目录

一、基础知识导航

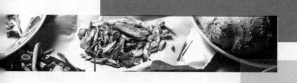

（一）什么是冠心病

冠状动脉粥样硬化性心脏病简称"冠心病"，是指由于冠状动脉粥样硬化使管腔狭窄或阻塞导致心肌缺血、缺氧而引起的心脏病，为动脉粥样硬化导致器官病变的最常见类型。

冠状动脉性心脏病或冠心病这一简称，目前虽被普遍应用，但它未表达出动脉粥样硬化这一病因，而有更广泛的含义。因为，可以导致心肌缺血、缺氧的冠状动脉病，除冠状动脉粥样硬化外，还有炎症（风湿性、梅毒性和血管闭塞性脉管炎等）、痉挛、栓塞、结缔组织疾病、创伤和先天性畸形等多种，冠状动脉性心脏病一词事实上应包括所有这些情况所引起的心脏病变。但由于绝大多数（95%～99%）由冠状动脉粥样硬化引起，因此用冠状动脉性心脏病或冠心病一词来代替冠状动脉粥样硬化性心脏病，虽然不甚确切，在临床上还是可行的。

冠心病归属为中医的"胸痹""真心痛""厥心痛"等病证范畴。中医认为本病的病位在心，与脾、肾等脏关系密切。其病机为本虚标实，本虚者，因禀赋不足，年迈肾衰，营血虚少引起心之阴阳、气血虚损，特别是心气虚和心阴虚，并根源于脾肾；标实者，系膏粱厚味、七情过激、劳逸失度、壅瘀生热，产生之气滞、血瘀、痰浊、寒凝、热结，特别是痰瘀互结，阻遏胸阳，闭塞心络，不通则痛，从而出现冠心病的一系列证候表现。其中，脏腑经络气血功能失调，人体阴平阳秘的平衡被破坏，是发病的内在原因。内因是发病的基础，外因是发病的条件。

（二）冠心病如何自我诊断

如果你曾经出现下述任一症状，可能就是冠心病引起的心绞痛症状，应高度重视；建议大家以后遇到下述情况中的任意一项，应立即停止所有活动；如果症状持续20分钟以上仍然不能缓解，应立即拨打120急救电话，到医院做详细检查。

1. 离家外出，快步行走数米远，突然出现咽喉部发紧、发痛等症状，而放慢行走速度或停止走动后，咽喉部不适症状很快消失。

2. 早晨起床，穿衣、洗漱以及上厕所时，出现胸痛、胸闷等不适症状，暂停一切活动后，不适症状很快消失。

3. 上楼梯、跑步、提重物时，感到心前区或胸骨后闷痛、气短，休息后，症状缓解。

4. 平时没有犯过牙痛病，也没有龋齿，突然出现一侧（多为左侧）的牙痛，又很难确定是哪一颗牙痛，数分钟后，牙痛自愈。

5．颈部的一侧或双侧，突然出现小范围内钝痛，伴有精神紧张和烦躁，数分钟后，疼痛缓解。

6．睡觉时，后半夜突然出现胸痛、闷气的症状，但坐起后，胸痛、闷气的症状逐渐缓解。

（三）冠心病发病情况知多少

1．冠心病的发病率情况

本病多发生于40岁以上，男性多于女性，且以脑力劳动者居多，是工业发达国家的流行病，已成为欧美国家最多见的心脏病病种。冠心病发病率一般以心肌梗死发病率为代表，存在着明显的地区和性别差别。1978年世界卫生组织公布欧洲12国心肌梗死发病率，男、女性最高均为芬兰，分别为730/10万和160/10万；男性最低为罗马尼亚105/10万，女性最低为保加利亚20/10万。20世纪90年代7国随访5年，冠心病发病率呈下降趋势，但最高仍为芬兰198/10万，最低为日本15～20/10万。

冠心病是西方发达国家的主要死因，但由于对本病二级预防的加强和干预措施的得力，自1968年后冠心病死亡率开始下降，1976—1985年下降了48%。作为亚洲国家，我国目前冠心病发病率和死亡率仍处于较低发国家的行列，然而和一些发展中国家一样，近年有升高趋势；1976年我国12个城市的统计，本病死亡率为29.6/10万，其中以北京、天津两市最高。20世纪70年代中期北京、上海、广州三市本病死亡率分别为21.7/10万、15.7/10万和41/10万，80年代中期分别增至62.0/10万、37.4/10万和19.8/10万，并呈现北方高南方低的地区性差别。来自1988—1996年卫生部全国统计年报资料显示，1988年我国部分城市冠心病死亡率为41.88/10万，但到1996年升至64.25/10万，冠心病死亡率在8年内升高53.4%；农村则自19.17/10万上升至26.92/10万，8年内升高40.4%。于90年代结束的WHO采用MONICA方案监测47国35～64岁年龄段冠状动脉事件发病率的材料显示，我国北京处于倒数第二（男性）和第三（女性）位，高于末位的日本。

2. 冠心病的病因有哪些?

（1）西医方面：本病是冠状动脉粥样硬化所致，其病因尚不完全清楚。大量的研究表明动脉粥样硬化的形成是动脉壁细胞、细胞外基质、血液成分（特别是单核细胞、血小板及低密度脂蛋白）、局部血流动力学、环境及遗传学等多因素参与的结果。

流行病学研究发现，与动脉粥样硬化相关的重要危险因子为血脂蛋白异常、高血压、糖尿病、吸烟、肥胖、血同型半胱氨酸增高、体力活动少、高龄和男性等。

至于冠状动脉之所以易于发生粥样硬化，可能是：①该动脉内膜和部分中膜的血供由管腔直接供给，血中的氧和营养物质直接透入内膜和中膜，因而脂质亦易于透入；②该动脉与主动脉的交角几乎呈直角，其近端及主要分支的近端受到的血流冲击力大，因而内膜易受损伤。动脉粥样硬化始发于内皮损伤。损伤的原因不仅包括修饰的脂蛋白，还可能有病毒以及其他微生物，但目前与微生物存在的因果关系还未确定。

（2）中医方面：中医认为冠心病诱发因素主要有以下几个方面：

1）情志因素：喜、怒、忧、思、悲、恐、惊七情过用，都可引起发病，但主要的是因为生气恼怒或忧思气结。《内经》云："怒则气上，思则气结"，气与血的关系是相互为用的，因气为血帅，血为气母，气行则血行，气滞则血瘀，尤其是已经患有心脉瘀滞之患者，由于生气恼怒，气机逆乱，或忧思气结，气机郁滞，于是形成气血循行不畅。若出现心脉瘀滞不通，则发生猝然心痛。严重者心脉痹阻不通而发生心肌梗死，甚则危及生命。因此，冠心病患者，要心胸宽阔，遇事不怒，平时保持和悦的心境，对病情恢复很有裨益。

2）劳倦伤气：《灵枢·百病始生篇》云"劳则气耗"，过劳使心脏负荷加重，过度劳倦则消耗元气，元气虚则心气自虚，心气虚则推动血液运行无力，尤其是营养心脏之正经及支别脉络已有瘀浊阻滞者，气血循行不畅，耗气之后，心气无力推动血脉循行，日久气血痹阻不通，则猝然心痛。

3）寒邪内袭：人生于天地之间，自然气候的变化与人体息息相关，如外界气温的变化，必然影响人体。因气血在体内循行是热则流畅，寒则凝滞，因而寒邪侵袭人体，必定影响经脉气血运行。王叔和在《脉经》中说："厥心痛者，乃寒气客于心包络也。"由于寒冷致使经脉挛缩绌急，气血循行不畅，营养心之经脉出现瘀滞之病变，故而发生心痛。

4）饥饱失度：《内经》云："饮食自倍，肠胃乃伤。"所以，饮食饥饱失度，损伤脾胃之气，脾气虚则子盗母气，而致心气虚，心气虚则推动血液循行不利，而诱发本病。《素问·平人气象论篇》

云："胃之大络名曰虚里，出于左乳之下，其动应衣脉宗气也。"所以胃气伤则脉宗气受损。所谓"脉宗气"实指心脏之气，心气推动血液运行无力，尤其影响营养心脏之脉络气血瘀滞不通时，则猝发心痛。

3. 冠心病发病机制知多少

中医学认为，冠心病属于心脏与营养心脏之脉络的疾病，其发病原因是多方面的，又与整个机体变化有密切的关系。主要方面是由于年老体衰，正气亏虚，脏腑功能损伤，阴阳气血失调，加上七情内伤、饮食不节、寒冷刺激、劳逸失度等因素的影响，导致气滞血瘀，胸阳不振，痰浊内生，使心脉痹阻而致病。其中，脏腑经络气血功能失调，人体阴平阳秘的平衡被破坏，是发病的内在原因。内因是发病的基础，外因是发病的条件。40岁以上的中老年人脏气已虚，特别是肾脏更为明显。如《素问·上古天真论篇》说："女子……五七，阳明脉衰，面始焦，发始堕……丈夫……五八，肾气衰，发堕齿槁……"而脏腑功能虚损导致本病的发生主要以阳虚为主。如《金匮要略》云："阳微阴弦，即胸痹而痛，所以然者，责其极虚也。"《医门法律》又说："胸痹总因阳虚故阴得乘之。"这说明胸阳不足，阴邪上乘阳位，二者相互搏结，而致胸痹之病。盖肾为先天之本，肾阳虚则不能鼓舞他脏阳气，如脾胃失其温煦而运化无能，致营血不足，脉道不能充盈，则心失濡养。心主血脉，为气血运行的动力，心气不足，鼓动无力则出现气滞血瘀，故出现胸闷、心痛等证。如《素问·痹论篇》说："心痹者，脉不通。"脾为后天之本，主运化，如过食膏粱厚味，损伤脾胃，以致运化失常，变生痰浊脂液，气血运行受阻，致使气结血凝而发生胸痛。再者，肺主气、司呼吸，主肃降。若肺气虚或肃降失常，从而影响营养心脏之脉络气机郁滞而致血瘀，则发生本病。又暴怒生气，肝失疏泄，肝气郁滞，亦可诱发心绞痛。精神因素方面，七情内伤可致气机不畅，因气为血帅，气滞则血瘀，以致心脉痹阻。如《灵枢·口问篇》说："忧思则心系急，心系急则气道约，约则不利。"气候方面主要是寒邪侵袭的影响，如《素问·举痛论篇》说："经脉流行不止，环周不休。寒气入侵而稽迟，泣而不行，客于脉外则血少，客于脉中则气不通，故卒然而痛。"《诸病源候论》又说："寒气客于五脏六腑，因虚而发，上冲胸间，则为胸痹。"故寒邪客于胸阳之位则心痛矣。

总而言之，冠心病是一个"本虚标实"之证。

在发病过程中，心、肝、脾、肺、肾五脏虚损是病之本；气滞、血瘀、痰浊、阴寒是病之标。本虚标实是冠心病的病机特点。

4. 冠心病的病理变化知多少

中医理论认为：心的功能是主阳气，主血脉，主神志。首先是主阳气，其次是主血脉，主神志。因而心脏如发生病理变化，首先是阳气方面的亏损，其次才是血脉的损害。所以《素问·四气调神大论篇》说："太阳不长，心气内洞。"太阳，即指心中之阳气，内洞，即指空虚之意。就是形容心中阳气的衰竭。心阳虚损或心气不足，是导致发病的主要方面。《金匮要略·胸痹心痛短气篇》说："夫脉当取太过不及，阳微阴弦，即胸痹而痛，所以然者，责其极虚也。""阴弦"是代表寒邪气盛，"阳微"是说明阳气虚少。阳虚是因，阴盛是果。所以《诸病源候论·胸痹候》说："寒气客于五脏六腑，因虚而发。"又在《心痛候》中说："若诸阳气虚，少阴之经气逆，谓之阳虚阴厥，亦令心痛。"心既主阳气，又主血脉，阳气有亏，或导致阴血虚损，或导致血行不畅，或导致气血阻滞，有此一者，均可使心痛发作，或心悸怔忡。正如《证治准绳》所说："血因邪泣（同涩）在络而不行者痛，血因邪胜而虚者亦痛。"虞天民《医学正传》亦说："有真心痛者，大寒触犯心君，又曰污血冲心"。血因邪涩而痛者，属于血滞；邪胜血虚而痛者，属于血虚；污血冲心而痛者，属于血瘀，临床各有其见症。神志既存于心血之中，无论属于血滞、血虚、血瘀任何一种病变，都可以引起神志不宁，邪热入于血分时，尤其明显。反之，神志先病，而后影响心脏的阳气或阴血病变的，亦很常见。故《证治准绳》说："夫心统性情，始由怵惕思虑则伤神，神伤，脏乃应而心虚矣。心虚则邪干，故手心主包络受其邪而痛也。"《巢氏病源》亦说："思虑烦多则损心，心虚故邪乘之，邪积而不去，则时害饮食，心里……如满，蕴蕴而痛，是谓之心痹。"

所以，冠心病发生的基本病理为心气虚而邪气乘。致病的原因为风寒痰饮，乘心之经络，"支交"不通而痛。《灵枢·经脉篇》说："心手少阴之脉，起于心中……是动则病心痛。"又在《灵枢·邪气脏腑病形篇》中说："心脉……微急则心痛引背。"这些都说明了经脉病变，尤其是营养心脏之经脉发生瘀滞不通时，则出现心绞痛。因而冠心病属于中医学的心脏与营养心脏之经脉的疾病。与西医的冠心病属心血管疾病相一致。

人体的生命活动，是靠心脏不停地跳动以供血供氧来完成的，心跳一旦停止，即表示生命的结束。所以，《内经》里有"心为君主之官"，为"五脏六腑之大主"的记载，说明心脏在人体生命活动中具有重要意义。

5. 冠心病的临床类型有哪些

（1）西医对冠心病的分类：由于冠状动脉病变的部位、范围和程度的不同，本病有不同的临床特点，1979年WHO将本病分为五型：

1）隐匿型或无症状型冠心病：无症状，但有心肌缺血的心电图改变或放射性核素心肌显像改变。心肌无组织形态改变。

2）心绞痛：有发作性胸骨后疼痛，为一时性心肌供血不足所引起。心肌多无组织形态改变。

3）心肌梗死：症状严重，为冠状动脉阻塞、心肌急性缺血性坏死所引起。

4）缺血性心肌病：长期心肌缺血所导致的心肌逐渐纤维化，过去称为心肌纤维化或心肌硬化，表现为心脏增大、心力衰竭和（或）心律失常。

5）猝死：突发心脏骤停而死亡，多为心脏局部发生电生理紊乱引起严重心律失常所致。

1980年第一届全国内科学术会议建议采用世界卫生组织（WHO）所通过的命名及诊断标准，以利于国际交流；该标准尚未见再次修订。

近年临床上提出两种综合征的分类：

1）急性冠状动脉综合征：急性冠状动脉综合征是一组综合病症，包括了不稳定型心绞痛、非ST段抬高型心肌梗死和ST段抬高型心肌梗死。它们有共同的病理基础，是不稳定的粥样斑块发生变化，如：斑块内出血使之迅速增大，斑块破裂或表面破损，局部血小板聚集继而形成血栓，血管发生痉挛等，引起冠脉不完全或完全性阻塞所致。易损斑块为不稳定斑块或称软斑块，其覆盖的纤维帽中平滑肌细胞少，胶原含量少，因而较薄；而脂质核心较大，所含脂质较多，因而较软；其外形不规则呈偏心性分布。此时如有循环系统或斑块内部血流动力学改变、冠脉痉挛、涡流、应切力的波动或狭窄远端血流不稳定等外在因素的作用，可使纤维帽与正常内膜交界处破裂。纤维帽钙化时，其顺应性降低也易破裂。破裂后如血栓形成未完全阻塞冠脉则引起不稳定型心绞痛，最终可能发展到完全阻塞而发生NSTEMI或STEMI。病人迅速出现胸痛等表现，需紧急处理。

2）慢性心肌缺血综合征：与急性冠状动脉综合征相对应，隐匿型冠心病、稳定型心绞痛和缺血性心肌病等病症则被列入慢性心肌缺血综合征的范畴。UA、NSTEMI 和 STEMI 合在一起称之为急性冠状动脉综合征的这种分类，有利于提高对这些发生急性胸痛病人的重视，进行密切的观察和危险分层，及时作出正确的判断和采取适当的治疗措施，降低死亡率。

（2）中医对冠心病的辨证分型：中医学认为冠心病的主要常见证型有：胸阳不振，心脉瘀滞证；心气阴虚，心脉瘀滞证；心气阳虚，心脉瘀滞证；阴虚阳亢，心脉瘀滞证；气滞血瘀，心脉瘀滞证；脾阳虚，心脉瘀滞证；胃气上逆，心脉瘀滞证；心脾两虚，心脉瘀滞证；肝郁气滞，心脉瘀滞证等。

目前，国内中医界对于冠心病的辨证分型尚无统一的方法，大体上有以下几类：

1）阴阳辨证分型法：如阳虚、阴虚、阴阳两虚。

2）脏腑阴阳辨证分型法：如心肾阴虚，心肾阳虚，心肾阴阳两虚等。

3）痛期分型法：如有痛期，无痛期等。

4）标本分型法：如标证：气滞血瘀，寒痰血瘀，热痰血瘀等。本证：阳气虚弱，阴血不足，心肝肾阴虚，阴虚阳亢等。

1990 年 10 月，中国中西医结合学会心血管分会重新修订冠心病中医辨证分型标准如下：

标实证	痰浊：胸脘痞满、苔厚腻、脉滑	偏寒：苔白厚腻
		偏热：苔黄厚腻、脉滑数
	血瘀：胸痛，痛有定处、舌质紫黯，或有瘀点、瘀斑	
本虚证	气虚：疲乏、气短、舌质淡胖嫩，或有齿痕、脉沉细	心气虚：气虚兼有心悸
		脾气虚：气虚兼有腹胀、食少
		肾气虚：气虚兼有头晕目眩、健忘耳鸣、腰膝酸软
	阳虚：疲乏、气短、身寒、肢凉、舌淡胖，或有齿痕、脉沉细或迟	心阳虚：阳虚兼有心悸
		肾阳虚：阳虚兼有腰膝酸软、肿胀、夜尿频数
	阴虚：舌红少苔或无苔，或五心烦热、口干、脉细数	心阴虚：阴虚兼有心悸
		肝肾阴虚：阴虚兼有头晕、目眩、耳鸣、腰膝酸软、健忘
	阳脱：四肢厥冷、大汗出、脉微欲绝、表情冷漠、面色㿠白或黯淡、舌质黯淡	

注：①上述各证候皆可见结、代、促脉。②气滞证原则上应是无明显疲乏、气短等气虚表现。③寒凝证原则上应是经常遇冷而发作心绞痛。胸痛甚是指心绞痛发作有肢冷、汗出者。④病程中病情如有变化，应按照演变情况进一步作出辨证诊断，并在病程记录中注明，应反映辨证的动态变化。⑤如患者病情用本辨证指标未能概括者，可另行辨证诊断。

6. 哪些人容易得冠心病

（1）体型肥胖者：肥胖是冠心病的危险因素之一，北京地区的调查表明，在冠心病患者中，肥胖症的人数约是体重正常者的5倍，肥胖者比体重正常者患冠心病的可能性高1倍以上。

（2）高脂血症者：高脂血症是冠心病的主要危险因素，高脂血症容易在动脉中形成粥样斑块，促进动脉粥样硬化并涉及冠状动脉，从而促发冠心病。

（3）吸烟饮酒者：有资料表明，吸烟者冠心病的患病率比不吸烟者明显增高，吸烟者死于冠心病是不吸烟者的2～6倍，吸烟数量越多，时间越长，发病机会越多。长期大量饮酒者容易引起脂质代谢紊乱，也是促发冠心病的重要因素，饮酒者比不饮酒者易于患冠心病。

（4）年龄偏大者：冠心病的发病率随年龄的增长而增高，程度也随年龄的增长而加重。有资料表明，自40岁开始，每增加10岁，冠心病的患病率增加1倍，年龄偏大者容易患冠心病是显而易见的。

（5）有遗传因素者：冠心病的遗传因素是明确的，如果家庭一级亲属（父母或兄弟姐妹）中有人患冠心病，那么他（她）患冠心病的危险性就增加，亲属患病的年纪越轻，他（她）患冠心病的危险性就越大。

（6）高血压病患者：在冠心病患者中，60%~70%患有高血压，而高血压患者患冠心病的危险是血压正常者的2倍以上。

（7）糖尿病患者：糖尿病患者比无糖尿病患者的冠心病发病率高2倍，有统计表明，38%的糖尿病患者有冠心病。

（8）缺乏运动者：运动锻炼能预防肥胖、高血压、高脂血症等，长期坚持适量运动也是预防冠心病的好办法，缺乏运动大大增加冠心病发病的危险性。

（9）脑力劳动者：从事脑力劳动者大脑长期处于紧张状态，加之缺少锻炼，体力活动减少，较体力劳动者明显易患冠心病。

（10）饮食失调者：比如长期高脂肪、高胆固醇、高盐饮食，而膳食中缺少蔬菜水果也容易患冠心病。

（四）冠心病有何危害

冠心病可以并发心绞痛、心肌梗死，严重影响劳动力和健康，亦可能逐渐演变为心肌纤维化，出现心脏增大，发生心力衰竭或心律失常，个别病人亦可能猝死。在疾病的临床过程中，特别是较重患者，可能会发生全身性症状，如体重下降、食欲减退、水肿、心功能衰弱、精神抑郁和（或）焦虑等；合并感染时可咳血痰或咯血等症状。所以要及时发现这类病人，可为他们提供及早治疗的机会。

二、个人调理攻略

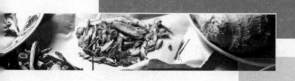

（一）饮食疗法

饮食疗法是在中医学理论或现代食品营养学理论的指导下，通过选择食用某些食品来达到治病或养生保健的目的。一般来说，食疗包括两个主要方法，一是利用食物本身的特性，或直接生食或经过一定的调制烹饪，充分发挥其医疗作用；二是配入适当的中草药，经过特定烹调工艺加工制作食品，虽然用药，但通过技术处理而赋予食物的形式，也即我们平常所谓的"药膳"。

1. 饮食疗法有哪些原则

（1）控制总能量，维持正常体重：糖在总热量中的比例应控制在60%～70%。宜多吃些粗粮，以增加复杂的糖类、纤维素、维生素的含量。单糖及双糖等应适当控制，尤其是高脂血症和肥胖者更应注意。

（2）限制脂肪：脂肪的摄入应控制在总热量的30%以下，以植物脂肪为主。适当地吃些瘦肉、家禽、鱼类。据流行病学调查资料表明，欧美人冠心病发病率高，而亚洲的日本人冠心病的发病率低，我国的舟山渔民和北极的因纽特人几乎不患冠心病。欧美人平均每日吃鱼20克，日本人每日吃鱼

100克，舟山和因纽特人每日吃鱼300～400克。科学家们研究发现，海鱼的脂肪中含有很多不饱和脂肪酸，它能够影响人体脂质，降低血清胆固醇、血清甘油三酯、低密度脂蛋白和极低密度脂蛋白，从而保护心血管，预防冠心病。由此可见，多吃海鱼有益于冠心病的防治。

膳食中应控制胆固醇的摄入，胆固醇的摄入量每日应少于300毫克，一个鸡蛋中的胆固醇接近于300毫克，当患有冠心病时，应控制鸡蛋的摄入，应每日半个鸡蛋或每两日一个鸡蛋，不可一日吃数个鸡蛋。要限制动物的内脏、脑等的摄入。

（3）适量的蛋白质：蛋白质是维持心脏功能必需的营养物质，能够增强抵抗力，但摄入过多的蛋白质对冠心病不利。因蛋白质不易消化，能够加快新陈代谢，增加心脏的负担。有学者观察，过多地摄入动物蛋白，反而会增加冠心病的发病率。所以蛋白质应适量，每日食物中蛋白质的含量以每千克体重不超过1克为宜，宜选用牛奶、酸奶、鱼类和豆制品，对防治冠心病有利。

（4）饮食宜清淡、低盐：对合并高血压者尤为重要，食盐的摄入量每日应控制在5克以下，可随季节、活动量适当增减。例如：夏季出汗较多、户外活动多，可适当增加盐的摄入量。冬季时，出汗少、活动量相应减少，应控制盐的摄入。

（5）多吃一些保护性食品：如洋葱、大蒜、紫花、木耳、海带、香菇、紫菜等。研究人员发现大蒜和洋葱含有精油，这是防治动脉粥样硬化的有效成分。精油是一种含硫化合物的混合物，主要是烯丙基二硫化合物和二烯丙二硫化物。如果按每千克体重1克的标准吃生大蒜，或者按每千克体重2克的标准吃生洋葱，就可以起到预防冠心病的作用。适量饮茶可预防冠心病，茶叶具有抗凝血和促进纤维蛋白溶解的作用。茶叶中的茶多酚，可改善微血管壁的渗透性，能有效地增强心肌和血管壁的抵抗力，减轻动脉粥样硬化的程度。茶叶中的咖啡因和茶碱，可直接兴奋心脏，扩张冠状动脉，增强心肌功能。

（6）供给充足的维生素、无机盐和微量元素：膳食中应注意多吃含镁、铬、锌、钙、硒元素的食品。含镁丰富的食品有小米、玉米、豆类及豆制品、枸杞、桂圆等。含铬丰富的食品有酵母、牛肉、肝、全谷类、干酪、红糖等。铬能够增加胆固醇的分解和排泄。含锌较多的食品有肉、牡蛎、蛋、奶等。科学家认为，锌铜比值可影响血清胆固醇的含量。含钙丰富的食品有奶类、豆制品、海产品如虾皮等。含硒较多的食物有牡蛎、鲜贝、虾皮、海虾、鲅鱼等。补硒能够抗动脉粥样硬化，降低全血黏度、血浆黏度、增加冠脉血流量，减轻心肌的损伤程度。

多吃蔬菜和水果有益于心脏，蔬菜和水果是人类饮食中不可缺少的食物，含有丰富的维生素C、无机盐、纤维素和果胶。猕猴桃、柑橘、柠檬和紫皮茄子含有丰富的维生素C，冠心病人应多吃含维生素C较多的食品。

（7）忌烟酒和高脂肪、高胆固醇食物：冠心病患者应当戒烟，减少饮酒量，当合并高脂血症时，应避免饮酒。并应忌用或少用全脂乳、奶油、蛋黄、肥猪肉、肥牛肉、肝、内脏、黄油、猪油、牛油、羊油、椰子油。

2. 如何进行饮食辨证疗法

（1）心血瘀阻型

主症：心胸阵痛，如刺如绞，固定不移，入夜为甚，伴有胸闷心悸，面色晦暗。舌质紫暗，或有瘀斑，舌下络脉青紫，脉沉涩或结代。

治法：活血化瘀。

配方与应用：

方1　丹参饮：丹参30克，砂仁6克，红糖20克。将丹参与砂仁加水煎煮，去渣取汁，加入红糖搅溶。每日一剂，分2次服食。

方2　毛冬青煲猪蹄：毛冬青100克，猪蹄1只。将毛冬青与猪蹄加水煮至熟透。每日一剂，分2次服食。

（2）寒凝心脉型

主症：心胸痛如缩窄，遇寒而发作，形寒肢冷，胸闷心悸，甚则喘息不得卧。舌质淡，苔白滑，脉沉细或弦紧。

治法：温阳散寒。

配方与用法：

方1　二姜葱白粥：干姜30克，高良姜30克，葱白50克，大米100克。将干姜、高良姜装入纱布袋内，与大米葱白同煮作粥，粥熟去药袋。每日一剂，分2次服食。

方2　薤白粥：薤白15克，大米100克。将薤白与大米同煮成粥。每日一剂，分2次服食。

（3）痰浊内阻型

主症：心胸憋闷或如物压，气短喘促，多形体肥胖，肢体沉重，脘痞，痰多口黏，舌苔浊腻，脉滑。

治法：和中祛痰，宣痹通阳。

配方与用法：

方1　薤白粥：薤白15克，杏仁6克，大米

100克。将薤白、杏仁和大米同煮成粥。每日一剂，分2次服食。

方2　四味饮：山楂60克，荷叶30克，薏苡仁50克，葱白30克，将上药水煎取汁。每日一剂，分2次服食。

（4）气阴两虚型

主症：心胸隐痛，久发不愈，心悸盗汗，心烦，腰酸膝软，耳鸣头晕，气短乏力。舌红少苔，脉细数。

治法：益气养阴。

配方与用法：

方1　麦冬粥：麦冬30克，生地黄30克，薏苡仁50克，生姜10克，大米100克。将生姜切片与麦冬、生地黄、薏苡仁生煎，去渣取汁，与大米煮成粥。每日一剂，分2次服食。

方2　黑豆汤：何首乌60克，黑豆100克，将何首乌与黑豆同煮至豆熟。每日一剂，分3次服食。

（5）心肾阳虚型

主症：胸闷气短，遇寒则痛，心痛彻背，形寒肢冷，动则气短喘，心悸汗出，不能平卧，腰酸乏力，面浮足肿。舌淡胖，苔白，脉细沉，或脉微欲绝。

治法：温补心肾。

配方与用法：

方1　人参苁蓉粥：人参50克，肉苁蓉15克，葱白2根，瘦猪肉150克。将人参、肉苁蓉水煎，去渣取汁，与葱白、大米煮成粥。每日一剂，分2次服食。

方2　锁阳油茶：锁阳60克，猪油50克。将猪油加热，油炸锁阳，把锁阳碾压为末。每次10克，用沸水冲，代茶饮。

（二）药膳辨证疗法

药膳的治疗效果是有限的，这种治疗作为辅助疗法，可增强体质、减轻症状和稳定病情，但不能替代药物治疗。"药膳"包括药酒、药茶、药粥、药汤等。

1. 常用药酒简介

药酒一般是用白酒浸泡某些有食疗作用的中药材和食品而制得的澄清液体制剂。药酒，既可治病防病，还可作病后调养和日常饮酒使用而延年益寿。饮用药酒，不同于中药其他剂型，可以缩小剂量，便于服用。一般比汤剂的治疗作用快4~5倍，比丸剂作用更快。能有效掌握剂量。汤剂1次服用有多有少，浓度不一，而药酒是均匀的溶液，单位体积中的有效成分固定不变，按量（规定饮用量）服用，能有效掌握治疗剂量，一般可放心饮用。

（1）首乌地黄酒

【用药】熟地黄 120 克，薏苡仁 60 克，当归 45 克，桂圆肉 45 克，檀香 4.5 克，何首乌 60 克，枸杞子 60 克，白酒 5000 毫升。

【做法】将上述药加工成粗末，用绢袋装，扎紧袋口备用。将酒倒入净坛中，放入药袋，加盖密封，置阴凉处。每日摇动 1 ~ 2 次，1 个月后开封，去掉药袋即成。

【饮法】每日 1 次，每次 10 ~ 15 毫升，临睡前饮用。

【作用】滋肾，益精血，养心脾。用于治疗冠心病、心绞痛、心律失常。

（2）枸杞酒

【用药】枸杞子 60 克，米酒 500 毫升。

【做法】将枸杞子洗净晾干，浸泡入米酒内，密封其口。每天摇晃 1 ~ 2 次，每次约 5 分钟，7 天后即可启封，饮用上清酒液。

【饮法】每日 1 次，每次 5 ~ 10 毫升，临睡前服用。

【作用】用于高脂血症、冠心病患者，能预防心脑血管硬化及冠心病的形成和发展。

（3）山楂酒

【用药】山楂片300克，红枣30克，红糖30克，米酒5000毫升。

【做法】将山楂、红枣洗净晾干，切成薄片备用。将米酒倒入干净的器皿中，放入山楂片、红枣片、红糖、密封其口。每天至少摇动1次，15天后开启服用上清酒液。

【饮法】每日1~2次，每次30~50毫升。

【作用】消食化滞，降脂。用于治疗高脂血症、冠心病。

（4）灵芝丹参酒

【用药】灵芝30克，丹参5克，三七5克，白酒500毫升。

【做法】将上三味药洗净，晒干后，切成薄片备用。将酒倒入干净器皿中，装入上药片，密封其口，置阴凉处浸泡。每日摇晃2~3次，每次约5分钟，15天后即可启封，饮上清酒液。

【饮法】每日1次，每次20毫升。

【作用】活血化瘀，理气宽胸。用于治疗冠心病、心绞痛。

（5）当归酒

【用药】当归30克，白酒1000毫升。

【做法】将当归洗净、晒干，切成薄片或打成粗末，用纱布包好。将酒及布包一起放入陶罐内，置大火上煎沸后，小火煎20分钟。过滤，得酒约600毫升即成，装瓶备用。

【饮法】每日2次，每次10毫升，早晚饮用。

【作用】补血活血。用于治疗冠心病、心绞痛。

2. 常用药茶简介

药茶是在茶叶中添加食物或药物制作而成的具有一定疗效的特殊液体饮料。广义的药茶还包括不含茶叶，由食物和药物经冲泡、煎煮、压榨及蒸馏等方法制作而成的代茶饮用品，如汤饮、鲜汁、露剂、乳剂等。有些常用中药亦可以作茶代饮。

（1）银杏叶茶

【用药】银杏叶5克。

【做法】取新鲜银杏叶，除去黄叶，用清水洗净，晒干。揉碎后放入保温杯，以沸水150毫升左右冲泡，盖盖，焖5~10分钟即可。

【饮法】每日1剂，不拘时饮服。

【作用】益心止痛。用于治疗各型冠心病、心绞痛。可用于治疗心绞痛、血管痉挛、血胆固醇过高等病。

（2）西瓜决明茶

【用药】干西瓜皮9克，决明子9克。

【做法】将新鲜西瓜皮洗净，连续暴晒3天后，切成薄片。决明子洗净，拣去杂质，研成细末，用纱布包好。将干西瓜皮及纱布包置于保温杯内，用开水约150毫升冲泡，盖盖，焖10～20分钟即成。

【饮法】每日1剂，代茶频饮。

【作用】清凉，平肝，降压。用于治疗高脂血症、高血压，防止冠心病的发生、发展。

（3）麦冬茶

【用药】麦冬30克，大生地30克。

【做法】两药文火煎沸。

【饮法】每日1剂，代茶饮服。

【作用】改善心肌营养，提高心肌耐缺氧能力，是中老年人预防冠心病心绞痛的保健茶。

（4）活血茶

【用药】红花5克，檀香5克，绿茶2克，赤砂糖20克。

【做法】煎汤代茶饮。

【作用】活血化瘀止痛，可防治冠心病患者的心胸闷窒和隐痛。

（5）香蕉蜂蜜茶

【用药】茶叶10克，香蕉50克，蜂蜜少许。

【做法】沸水冲泡茶叶，香蕉去皮研碎加蜜调入茶水中。

【饮法】当茶饮，每日1剂。

【作用】防治冠心病、动脉硬化。

3. 常用的药粥简介

（1）山楂粥

【原料】山楂40克，粳米100克，白砂糖10克。

【做法】将山楂洗净，用刀拍碎，然后放入锅中加水1500毫升，大火煮沸后，小火煎煮约60分钟，去渣取汁。将粳米加入山楂汁，再加清水约300毫升煮粥，粥将成时加入砂糖，再煮1~2沸即成。

【食法】每日1剂，早、晚温食。7~10天为1个疗程。

【功效】健脾胃，消食积，散瘀血，降脂。慢性脾胃虚弱的患者忌用。

（2）芝麻粥

【原料】黑芝麻20克，粳米50克，白糖适量。

【做法】先将黑芝麻淘净，晒干，放入铁锅内炒熟，再用石磨将其研成细末。粳米加水如常法煮粥，至粥稠时，加入黑芝麻、白糖，略煮后即成。

【食法】每日1剂，分早、晚温热食。

【功效】用于肝肾阴亏之冠心病、高血压患者。

（3）荠菜粥

【原料】新鲜荠菜250克，粳米100克。

【做法】将新鲜荠菜洗净，拣去黄叶，切碎备用。粳米加水700毫升，如常法煮粥，至米化粥稠时，放入切碎的新鲜荠菜，再煮沸即可。

【食法】每日1剂，分早、晚温食。

【功效】清热利尿，降压。用于治疗高血压，预防冠心病。

（4）海带粥

【原料】鲜海带30克（干品20克），粳米50克，盐、香油适量。

【做法】将海带放入清水中浸泡6～12小时，捞出另用清水将其洗净，切成3厘米见方的小片备用。将粳米与海带一同放入砂锅内，加水适量，煮熟后加少许香油、盐调味即成。

【食法】隔日1次，早、晚温热服食。

【功效】清热利水，消痰软坚。用于高血压、高脂血症的治疗，对于冠心病的预防有一定作用。

（5）菠菜粥

【原料】菠菜150克，粳米100克，食盐、麻油各适量。

【做法】将菠菜洗净，拣去黄叶，切碎备用。粳米加水约500毫升煮粥，煮至米汤烂稠时，再加菠菜，沸腾后加入少许食盐、麻油调味即可。

【食法】每日1剂，早、晚温食。

【功效】养血润燥，用于冠心病的预防。凡有肠胃虚寒、便溏腹泻及遗尿者忌用。

（6）枸杞粥

【原料】枸杞子20克，糯米50克，白糖适量。

【做法】将枸杞子洗净，晾干，拣去杂质。将枸杞子、糯米、白糖翻入砂锅内，加水500毫升，用小火烧至微滚到沸腾，待粥稠时，再用微火焖5分钟即可。

【食法】每日1剂，分早、晚温食。

【功效】补益肝肾。用于冠心病、高血压、高脂血症。

（7）玉米小米粥

【原料】玉米50克，小米100克。

【做法】将玉米、小米洗净后放入砂锅中。锅中加入800毫升清水并盖上锅盖焖煮，水沸后转小火慢熬，直至粥变黏稠，小米开花后，即可食用。

【功效】本方具有健脾开胃、利尿降压、降脂降糖等功效。可治疗消化不良、水肿、黄疸、糖尿病、高血压、高脂血症、动脉粥样硬化症、冠心病等。

（8）山楂小米粥

【原料】山楂50克，小米100克，白糖10克。

【做法】将山楂洗净后去核、去皮；小米淘净。将两味放入砂锅中，加入800毫升清水，盖上锅盖焖煮，粥沸后转小火慢熬，直到粥变稠后，加入白糖即可食用。

【功效】本方具有健脾开胃、活血化瘀、驱虫抗癌、降压降脂等功效。可治疗冠心病、糖尿病、高脂血症等。

（9）人参粥

【原料】人参6克，茯苓20克，麦冬10克，粳米50克。

【做法】水煎去渣取汁，加粳米50克，共煮成粥。

【食法】每日晨起作早餐食用。

【功效】益气养阴，化瘀通络。适用于气血两虚型冠心病：症见心悸、气短、胸闷、心前区痛、头晕、耳鸣、失眠多梦、腰膝酸软。

（10）三仁粥

【原料】桃仁、枣仁、柏子仁各10克，粳米60克，白糖15克。

【做法】将桃仁、枣仁、柏子仁打碎，加水适量，大火煮沸30～40分钟，滤渣取汁。将粳米淘净，放入锅中，倒入药汁，置火上烧沸，继用文火熬至粥稠。放入白糖，搅匀即成。

【食法】早晚皆可，每日1剂。

【功效】活血化瘀，养心安神。适用于瘀血内阻之胸部憋闷、时有绞痛，心失所养之心悸气短、失眠，阴精亏损之大便干燥。

（11）山楂玉米粥

【原料】红山楂5个。

【做法】去核切碎，用蜂蜜1匙调匀，加在玉米面粥中服食。

【食法】每日服1～2次。

【作用】防治冠心病。

4. 常用的药汤

（1）玉芹菜红枣汤

【原料】芹菜根5个，红枣10个。

【做法】水煎服。

【食法】食枣饮汤，每日两次。

【作用】防治冠心病。

（2）双耳汤

【原料】白木耳20克，黑木耳20克，冰糖10克，甜叶菊苷少许。

【做法】将白木耳、黑木耳用温水发泡，除去杂质，用清水洗净，放入锅中，加入冰糖、水适量。将碗置于锅中，隔水蒸半小时，待木耳熟透时出锅，再用甜叶菊苷粉微量调味即成。

【食法】吃木耳喝汤，早、晚2次食用。

【作用】滋阴润肺，补肾健脑。用于冠心病、动脉粥样硬化症、高血压，证属肾阴亏虚者。

（3）苦瓜豆腐汤

【原料】苦瓜150克，豆腐400克，猪瘦肉100克，精制豆油50克，料酒、酱油、麻油、盐、味精、水淀粉各适量。

【做法】将猪瘦肉剁成末，加料酒、酱油、麻油、水淀粉适量，搅匀放置10分钟。将苦瓜用清水洗净，切成片；豆腐用清水冲洗后切块，待用。锅内放精制豆油，将豆油加热至六成熟，下肉末划散，加入苦瓜片翻炒数下，倒入沸水，加入豆腐块，煮沸，加盐、味精少许调味，用湿淀粉适量，着薄芡，淋上即成。

【食法】佐餐，喝汤吃菜，每日1~2次。

【作用】常食可防治冠心病、心绞痛、动脉硬化、高脂血症。

（4）蒜蚌豆腐汤

【原料】豆腐350克，大蒜100克，河蚌（去壳）300克，精制豆油25毫升，姜6克，盐2克，鲜汤1000毫升。

【做法】豆腐切成方形小块；大蒜洗净，切成段；河蚌洗净，用刀背沿河蚌四边敲打，使肉质变松，切成小块。将砂锅用旺火烧热，放精制豆油，将豆腐片煎成两面黄。锅内再放精制豆油，油热后投入河蚌翻炒片刻。加入煎黄的豆腐、鲜汤、盐、姜片，烧开后改用小火炖，炖至河蚌肉烂，豆腐透出香味时，投入蒜段，加味精少许调味。

【食法】佐餐，每日1次或2次。

【作用】用于冠心病、高脂血症、动脉硬化症，证属痰湿内滞者。

（5）川芎鱼头汤

【原料】川芎10克，鲢鱼头约250克，植物油50克，香菇15克，姜片6克，料酒10毫升，清汤750毫升，盐、味精适量。

【做法】将川芎置搪瓷锅中，加清水，煮沸30分钟，去渣备用。将活鲢鱼宰杀，取头，去腮，洗净，劈成两半。锅中加植物油，烧热，放生姜片，稍煸后将鲢鱼头放入油锅，两面煎透。再往锅内加料酒、清汤、川芎汤、香菇，煮沸后，改小火炖30分钟，加盐、味精少许调味，撒上葱花即可。

【食法】食鱼头，喝汤，佐餐用。

【功效】用于冠心病，证属心血瘀滞者。

（6）兔肉紫菜豆腐汤

【原料】兔肉60克，紫菜30克，豆腐50克，黄酒适量，细盐适量，淀粉适量，葱花适量。

【做法】将紫菜洗净，撕成小片，兔肉洗净，切成薄片，加盐、黄酒、淀粉拌匀，锅中倒入清水，豆腐磨碎倒入锅内，加盐适量，中火烧开后，倒入兔肉片，煮15分钟，放入葱花、紫菜立即起锅搅拌即成。

【食法】喝汤、佐餐用。

【功效】用于冠心病者。

（7）鲤鱼山楂鸡蛋汤

【原料】鲤鱼1条，山楂片25克，蛋1个，面粉150克，料酒适量，葱段少许，姜片少许，精盐适量，味精、白糖适量。

【做法】将鲤鱼去鳞、腮、内脏，洗净切块、加入料酒、精盐，腌制15分钟。将面粉、白糖放入清水中，打入鸡蛋，搅拌成糊；将鱼块下入糊中浸透，取出后黏上面粉，放入爆过姜片的温油锅中翻炒3分钟，捞起。山楂片加少量水，上火融化，加入调味料及生面粉糊少许，制成黄汁。倒入炸好的鱼块，煮15分钟，撒上葱段、味精即成。

【食法】佐餐食用。

【功效】用于冠心病者。

（三）运动疗法

1. 运动疗法有哪些原则

冠心病患者锻炼健身要本着两大基本原则：一是安全；二是有效。

（1）选择适合的运动锻炼方式：要根据自身的身体状况，在医生指导下选择适合心脏状况的运动，并且定期复查咨询指导医生；运动后有不适情况出现，要马上寻求医生的帮助，评估锻炼的成效、利弊，以便调整。根据情况，一般推荐步行、慢跑和强度较小的运动，如高尔夫、乒乓球、太极拳、登山等。

（2）把握运动锻炼的强度：运动锻炼的强度与健身的成效有关，要把握好这个度，需要根据心脏功能的强度来把握。应该从较轻强度开始，以不造成心跳过速、气喘、闷气为度，在此基础上，追求出现周身暖意，甚至微有汗出；切忌引起心肌缺血、缺氧，甚至大汗淋漓。另外，要随身携带救急药物如速效救心丸、硝酸甘油制剂（片或气雾剂），预防运动不善引发的冠心病发作。

（3）掌握科学的运动健身方法：做到循序渐进、持之以恒；运动前要热身，运动后防风寒；避免竞技比赛运动。

（4）推荐健身运动：太极拳。太极拳要求轻而不浮、重而不滞、松而不懈，在全身松透的基础上慢慢练出柔和的身体、平和的心态，激发内在潜能，达到健康体魄的目的。太极拳不仅能够修身养性，还是真正的有氧运动，其动作快慢相间、轻灵柔和，呼吸深长，对人体运动系统、循环系统、神经系统有良好的作用，使人体能够适应自然、平衡阴阳、树立正气、邪不侵身，自然能起到延年益寿的功效。

2. 如何进行运动辨证疗法

（1）心血瘀阻型

1）步行400~800米路，3~4分钟走200米，休息3分钟；每天半个小时。

2）步行两段1000米平路，用18分钟走1000米，休息3~5分钟，再走1000米；每天40分钟。

3）综合性医疗体育：由医务人员带领进行，包括准备活动5分钟，四肢及躯干运动5分钟，游戏（传球、投篮、玩积木等）10~15分钟，急行或慢跑5~10分钟，整理运动5分钟，总时间为30~40分钟。

4）太极拳：练简化或老式太极拳1套。每日1~2次。

5）保健按摩：做摩面、擦颈、擦胸、擦腰、擦涌泉穴等自我按摩。每日1次，每次10~15分钟。

运动强度应从小强度逐渐到中等强度。运动最高心率在每分钟110~130次。

（2）寒凝心脉型

1）步行：自由步行或在活动平板上步行，速度为每分钟80~100米，距离逐渐增至2000~3000米，时间共12~30分钟。

2）医疗步行：先以16分钟步行1000米平路，坐下休息5分钟，接着用20~30分钟爬一小山（30°~45°，山高约50米），休息5~10分钟，然后下山。回程时间大致相同。

3）慢跑与步行：慢跑30秒钟，接着步行60秒钟，如此反复进行20次，总时间为30分钟。慢跑速度约为每分钟100米，步行速度为每分钟50米。适用于体力较差者，或作为慢跑前的过渡性锻炼。

4）慢跑：速度约每分钟100米，距离逐渐增至1000~2000米，总时间为10~20分钟。

5）综合性医疗体育：由医务人员带领进行，包括准备活动5分钟，四肢及躯干运动5分钟，游戏（传球、投篮、玩积木等）10~15分钟，急行或慢跑5~10分钟，整理运动5分钟，总时间为

30～40分钟。

6）还可进行以下运动：

太极拳：练简化或老式太极拳1套。每日1～2次。

保健按摩：做摩面、擦颈、擦胸、擦腰、擦涌泉穴等自我按摩。每日1次，每次10～15分钟。

运动强度应从小强度逐渐过渡到中等强度。运动最高心率控制在每分钟110～130次。

（3）痰浊内阻型

1）游泳：速度为每分钟约30米，游500～600米，时间为15～20分钟。适用于已掌握游泳技术的患者，在天气暖和时或在温水中进行。优点是运动时水的浮力对皮肤、肌肉和关节有很好的安抚作用，有助于增强心肺功能。水温一般低于体温，运动时体温的散发高于陆地运动，有助于肥胖患者消耗额外的能量。温水游泳池的水温及水压对患者皮肤痉挛有良好的解痉作用，在水中仍然有可能进行耐力训练。

2）有氧舞蹈：指中、快节奏的交谊舞（中、快三步或四步等）、迪斯科、韵律健身操等，优点是兴趣性好，患者容易接受并坚持。缺点是由于情绪因素较明显，所以运动强度有时难以控制，对于心血管患者必须加强监护。

3）太极拳：练简化或老式太极拳1套。每日1～2次。

4）保健按摩：做摩面、擦颈、擦胸、擦腰、擦涌泉穴等自我按摩。每日1次，每次10～15分钟。

运动强度应从小强度逐渐过渡到中等强度。运动最高心率控制在每分钟110～130次。

5）卧床运动

双下肢屈曲，双上肢充分向上伸展，抓住床头；双手握拳屈肘时，双上肢并贴在季肋部；让上下肢还原。数"1"时吸气，数"2"时憋气，数"3"时缓慢吐气，动作反复3次进行深呼吸。

双下肢屈曲，双上肢充分向上伸展，抓住床头；左上肢保持原样不变，右上肢屈曲贴在季肋部；上半身充分向右屈；上半身还原；右上肢复原；上下肢均复原。以上动作左右交替反复3次。

（4）气阴两虚型

1）步行：自由步行或在活动平板上步行，速度每分钟80～100米，距离逐渐增至2000～3000米，时间共12～30分钟。

2）慢跑与步行：慢跑30秒钟，接着步行60秒钟，如此反复进行20次，总时间为30分钟。慢跑速度约每分钟100米，步行速度为每分钟50米。适用于体力较差者，或作为慢跑前的过渡性锻炼。

3）慢跑：速度每分钟约为100米，距离逐渐增至1000~2000米，总时间为10~20分钟。

4）骑自行车：在功率自行车上进行，运动强度适中，持续15分钟左右。

5）卧床运动

双下肢进行骑自行车的动作；深呼吸。开始动作缓慢，逐渐加快，中间休息数次。

立起上半身：伸直双臂，躯干前屈，握住足尖；放平上半身。做动作一时，为预防下肢抬起，可以按压双腿或用布带固定。做动作二时，即使够不到足尖也要尽量使上半身前屈。

双下肢同时抬高；抬起后数5下；双下肢缓慢放平。可根据自身情况尽量抬高下肢，最好达到垂直状态，同时保持伸展位。

（5）心肾阳虚型

1）步行400~800米路，3~4分钟走200米，休息3分钟；每天半小时。

2）医疗步行：先以16分钟时间步行1000米平路，坐下休息5分钟，接着用20~30分钟爬一小山（坡度30°~45°，山高约50米），休息5~10分钟，然后下山。回程时间大致相同。

3）慢跑与步行：慢跑30秒钟，接着步行60

秒钟，如此反复进行20次，总时间为30分钟。慢跑速度约为每分钟100米，步行速度为每分钟50米。适用于体力较差者，或作为慢跑前的过渡性锻炼。

4）慢跑：速度每分钟约为100米，距离逐渐增至1000～2000米，总时间为10～20分钟。

5）骑自行车：在功率自行车上进行，运动强度每分钟为450～750米，持续15分钟左右。

6）游泳：速度每分钟约30米，游500～600米，时间为15～20分钟。适用于已熟悉掌握游泳技术的患者，在天气暖和时或在温水中进行。

7）综合性医疗体育：由医务人员带领进行，包括准备活动5分钟，四肢及躯干运动5分钟，游戏（传球、投篮、玩积木等）10～15分钟，急行或慢跑5～10分钟，整理运动5分钟，总时间为30～40分钟。

8）其他

太极拳：练简化或老式太极拳1套。每日1～2次。

保健按摩：做摩面、擦颈、擦胸、擦腰、擦涌泉穴等自我按摩。每日一次，每次10～15分钟。

运动强度应从小强度逐渐过渡到中等强度。运动最高心率控制在每分钟110～130次。

3. 运动注意事项知多少

（1）避免在大量进餐、喝浓茶、喝咖啡等后2小时内锻炼，也不应在运动后1小时内进餐或饮浓茶、浓咖啡。

（2）运动前不宜喝酒、吸烟。

（3）运动前后避免情绪激动。因为精神紧张、情绪激动均可使血中儿茶酚胺增加，降低心室颤动阈，加上运动有诱发心室颤动的危险，因此对于不稳定型心绞痛或稳定型心绞痛发作3天之内，和心肌梗死后半年内的病人，不宜做比较剧烈的运动。

（4）运动要循序渐进，持之以恒，平时不运动者，不要突然从事剧烈的运动。

（5）大运动量锻炼时，应避免穿得太厚，影响散热增加心率，心率增快会使心肌耗氧量增加。

（6）运动后避免马上洗热水澡或热水淋浴，至少应在休息15分钟后，并控制水温在40℃以下。因为全身浸在热水中，必然造成广泛的血管扩张，而使心脏供血相对减少。

（7）高温高湿季节应减少运动量。

当然，运动要劳逸"适度"；如果劳逸"失度"，则会损害身体。因为适当的劳作能使百脉通利，邪淫不侵，正如《华佗神医秘传》所言"动摇则谷气得消，血脉流通，痰不得生"，《素问·举痛论篇》："劳则气耗"，故过劳则耗气伤阴，过逸则气血凝滞，终致络脉失养，或阻滞而发心病，至于"以妄为常，醉以入房"之竭精耗真，则更易伤身致衰，诱发本病，是为禁忌。

（四）音乐疗法

1. 乐曲选择原则有哪些

个人的爱好不同，选择的标准也不同。但是，音乐疗法中的乐曲选择须符合以下几个标准：

（1）低音厚实深沉，内容丰富；中、高音的音色要有透明感，像阳光投射过窗户一样，具有感染力。

（2）音乐中的三要素即响度、音频、音色三个方面要有和谐感。

（3）治疗音乐的音量要适宜，一般为20～30分贝，不应超过60分贝。

（4）不宜长时间用单一乐曲，避免久听生厌。可按病情确定疗程，每日听2～3次，每次半小时至1小时。

（5）一般的音乐节拍约等于人类心跳的速率，节拍太快或太慢，都不适于治疗，因为节奏太快会让人紧张，而节奏太慢会让人产生悬疑感。

（6）病人可以在家中单独设一个音乐治疗室，这个房间要求室内外环境要好，最好是向阳的房间，可以在墙上挂一些字画，再置备一些花卉和盆景来增加情趣。有条件的可以安装上一些能够随音乐的节奏而变化色彩的灯光，更能增强治疗效果。

2. 如何进行音乐辨证疗法

（1）气滞血瘀型：选听情调悠扬、节奏徐缓、旋律清逸高雅、风格清秀的古典与轻音乐，如《烛影摇红》《平湖秋月》《雨打芭蕉》《春江花月夜》《姑苏行》《江南好》以及平静舒缓、朴实自然的乐曲。用于本病的辅助治疗。

（2）痰浊阻塞型：选听情调欢乐、兴奋、节奏明快、旋律优美动听的歌曲或音乐曲，如古典乐曲《高山》《流水》《阳光三叠》《桃叶歌》，以及《喜洋洋》《步步高》《欢乐的天山》《采茶扑蝶》《苹果花飘香的时候》《莫愁啊莫愁》等。

（3）阴寒凝滞型：选听缓慢轻悠的旋律与柔绵婉转，清幽和谐的乐章，如古曲《幽兰》《梅花三弄》《空中鸟语》《塞上曲》《平沙落雁》《仙女牧羊》以及《小桃红》等。用于本病的辅助治疗。

（4）气阴两虚型：选听情调悠然、节奏徐缓、旋律清逸高雅、风格隽秀的古典乐曲与轻音乐，如《烛影摇红》《平湖秋月》《雨打芭蕉》《春江花月夜》《姑苏行》《江南好》，以及《祝您平安》《祝您幸福》《我们的生活充满阳光》等平静舒缓、朴实自然的乐曲等。

（5）阳气虚衰型：选择亲切、温存、曲调低吟、节奏徐缓的音乐，如《平湖秋月》《烛影摇红》《出差莲》《春思》和《银河会》等于睡前收听。

冠心病患者可以根据情况，咨询医师，来选择适合自己的方式，最好与其他治疗结合进行，比如针灸、按摩治疗的同时，放上一段音乐，在健身运动时，听着自己喜欢的歌曲，你会发现在美妙动人的旋律中，病情随之转好。

（五）拔罐疗法

1. 拔罐疗法概述

拔罐疗法是选用口径不同的玻璃罐、陶瓷罐或竹罐等，通过燃火、蒸煮或抽气的办法使罐内的气压低于大气压，即形成负压，根据病人的不同情况，吸拔在一定部位的皮肤上以治疗疾病的方法。因古人使用兽角作为工具，故称为"角法"，又称"吸筒疗法"，民间俗称"拔火罐"。

2. 拔罐疗法的治疗原理

根据中医学理论，在人体一定部位拔罐可疏通经络，活血散瘀，吸毒排脓，并能通过经络的内外联通作用，起到调节全身功能、平衡阴阳、扶正祛邪的作用。现代研究证实，拔罐通过机械和温热刺激，除了可以改善皮肤的呼吸和营养，有利于汗腺和皮脂腺的分泌等局部作用外，还有全身调节功能，可兴奋调节中枢神经系统，增强人体免疫功能，改善血液循环。对于冠心病患者来说，拔罐能疏通全身经络，调节胃肠道、调节内分泌、促进身体康复。

3. 常用拔罐法

（1）辨证拔罐法

1）气滞血瘀证

临床表现：胸闷，气短，心胸疼痛剧烈，心痛阵阵发作，痛有定处，可因暴怒而致心痛，疼痛严重时可见肢冷唇青，或疼痛牵拉肩背甚，伴心悸、心慌、舌苔黄，舌质暗红或紫暗，有瘀斑、瘀点，或舌下静脉青紫，脉弦涩或结代。

取穴：心俞、膈俞、巨阙、膻中。

操作：病人俯卧位，取口径适合的火罐，用闪火法在心俞、膈俞拔罐5~10分钟；再让病人取仰卧位，用前法在巨阙、膻中穴拔罐10分钟。每天一次，五次为一疗程。

2）痰浊阻塞证

临床表现：心胸闷塞，疼痛阵阵发作，阴天加重，痰多，或白痰或黄痰，呼吸不畅，形体肥胖，舌苔白腻或水滑或黄腻，脉滑。

取穴：中脘、风池、丰隆、心俞。

操作：病人俯卧，取适合口径的玻璃罐，用闪火法在双侧风池穴、心俞穴拔5～10分钟；再让病人取仰卧位，同前法在中脘、丰隆拔罐5～10分钟。

3）阴寒凝滞证

临床表现：胸痛阵阵发作，遇到寒冷时疼痛剧烈，心悸气短，四肢厥冷，苔白，脉弦紧。

取穴：心俞、厥阴俞、内关、巨阙、关元。

操作：病人俯卧，取口径适合的火罐，用闪火法在心俞、厥阴俞拔罐5～10分钟；再令病人取仰卧位，同前法在内关、巨阙、大陵、关元穴拔罐5～10分钟。内关、大陵穴拔罐要用小口径的玻璃罐。

4）气阴两虚证

临床表现：胸闷气短，心痛阵阵发作，心悸乏力，头晕目眩，心烦失眠，自汗或盗汗，耳鸣，腰膝酸软，舌质偏红或暗紫，或边有齿痕，苔薄或剥，脉细数或细弱或结代。

取穴：三阴交、太溪、心俞、厥阴俞、内关、巨阙、膻中。

操作：病人俯卧，取口径适合的玻璃罐，用闪火法在双侧心俞、双侧厥阴俞拔罐5~10分钟；再令病人取仰卧位，同前法在三阴交、太溪、内关、巨阙、膻中穴拔罐5~10分钟。隔天一次，5次为一疗程。

5）阳气虚衰证

临床表现：胸闷心痛，甚则胸痛牵拉背部，气短心慌，畏寒肢冷，腰酸，舌质淡或紫暗，脉沉细或结代。

取穴：膻中、内关、心俞。

操作：病人仰卧，取口径适合的玻璃罐，用闪火法在膻中和双侧内关穴拔罐10分钟；再令病人俯卧，同前法在双侧心俞穴拔罐10分钟。每天一次，5次为一疗程。

（2）保健拔罐法

1）膀胱经走罐法

取穴：背部膀胱经。

操作：患者俯卧，背部裸露。先在背部涂适量的按摩乳，取大口径玻璃罐，用闪火法将罐吸拔在一侧肩胛处，以手握住罐底，稍向上倾斜，即推动方向的后边着力，前边提起，慢慢向前推动，方向可循足太阳膀胱经由上而下，至腰部后推移到对侧，再循经由上而下，如此吸拔在皮肤表面来回推拉移动，至皮肤潮红为度。隔日1次。

意义：膀胱经被古代医家喻为人身之"藩篱"，即身体的篱笆墙，足见其预防功能。在背部沿膀胱经走罐可很好地刺激经络活血行气，强身健体。

2）足三里拔罐法

取穴：足三里。

操作：坐位，取小口径的玻璃罐用闪火法吸拔在足三里穴上，留罐10分钟，每日1次，双侧穴位交替拔罐。

意义：足三里是人身强壮要穴，经常给予刺激，可提高机体免疫力。

（六）刮痧疗法

1. 刮痧疗法概述

刮痧疗法指用边缘光滑的羊角、牛角片，或嫩竹板、瓷器片、小汤匙、铜钱、硬币、纽扣等工具，蘸润滑油，或清水，或药液、药油在体表部位进行反复刮动，以治疗"痧证"及中暑、感冒、喉痛、腹痛、吐泻、头昏脑涨等病证的方法。

2. 常用的刮痧法

（1）辨证刮痧法

1）气滞血瘀证

临床表现：胸闷气短，心胸疼痛剧烈，心痛阵阵发作，痛有定处，可因暴怒而致心痛，疼痛严重时可见肢冷唇青，或疼痛牵拉肩背甚，伴心悸、心慌、舌苔白，舌质暗红或暗紫，有瘀斑、瘀点，或舌下静脉青紫，脉弦涩或结代。

取穴：厥阴穴、心俞、神堂、至阳、天突、膻中、巨阙、尺泽、内关及上肢前侧、足三里、三阴交、太溪。

操作：刮痧前先涂适量刮痧润滑剂以保护皮肤，用刮痧板进行刮痧操作。刮痧力度要轻，速度可缓慢，延长刺激时间。局部皮肤要发红。注意患者的耐受度。先刮厥阴穴、心俞、神堂、至阳，点揉天突、膻中、巨阙；再刮曲泽、内关及上肢前侧、足三里、三阴交，然后点揉太溪。均刮至出现痧痕为止，每穴点揉3～5分钟，至有得气感为止。

每日或隔日1次。10次为一疗程。

2）痰浊阻塞证

临床表现：心胸闷塞，疼痛阵阵发作，阴天加重，痰多，或白痰或黄痰，呼吸不畅，形体肥胖，舌苔白腻或水滑或黄腻，脉滑。

取穴：大椎、大杼、膏肓俞、神堂。

配穴：风池、肩井、肝俞、侠白、尺泽、内关、膻中、气海、涌泉。

操作：刮痧前先涂适量刮痧润滑剂以保护皮肤，用刮痧板进行刮痧操作。刮痧力度要轻，速度可缓慢，延长刺激时间。局部皮肤要发红。注意患者的耐受度。先用泻法刮主穴至出现痧痕为止，再刮配穴。每日1次。10次为一疗程。

3）阴寒凝滞证

临床表现：胸痛阵阵发作，遇到寒冷时疼痛剧烈，心悸气短，四肢厥冷，苔白，脉弦紧。

取穴：大椎、心俞、玉堂、灵道、神门、大杼、厥阴穴、神堂、膻中、少府。

操作：刮痧前先涂适量刮痧润滑剂以保护皮肤，用刮痧板进行刮痧操作。刮痧力度要轻，速度可缓慢，延长刺激时间。局部皮肤要发红。注意患者的耐受度。用补法，刮至出现痧痕为止。每日1次。10次为一疗程。

4）气阴两虚证

临床表现：胸闷气短，心痛阵阵发作，心悸乏力，头晕目眩，心烦失眠，自汗或盗汗，耳鸣，腰膝酸软，舌质偏红或紫暗，或边有齿痕，苔薄或剥，脉细数、细弱或结代。

取穴：厥阴俞、心俞、灵台、膻中、巨阙、关元、郄门、内关、足三里。

操作：刮痧前先涂适量刮痧润滑剂以保护皮肤，用刮痧板进行刮痧操作。刮痧力度要轻，速度可缓慢，延长刺激时间。局部皮肤要发红。注意患者的耐受度。用补法，刮至出现痧痕为止。其中关元穴用点揉法。每日1次。10次为一疗程。

5）阳气虚衰证

临床表现：胸闷心痛，甚则胸痛牵拉背部，气短心慌，畏寒肢冷，腰酸，舌质淡或紫暗，脉沉细或结代。

配穴：心俞、神堂、至阳、天突、膻中、巨阙、内关、气海、涌泉、厥阴俞、肾俞。

操作：刮痧前先涂适量刮痧润滑剂以保护皮肤，用刮痧板进行刮痧操作。刮痧力度要轻，速度可缓慢，延长刺激时间。局部皮肤要发红。注意患者的耐受度。用补法到上述穴位区刮至出现痧痕为止。每日1次。10次为一疗程。

（2）保健刮痧法

1）刮头保健法

方法一：沿额→顶→枕线及其平行线方向从前向后刮拭头皮。建议选用有保健作用的牛角梳。刮拭力度以个体耐受为度，宜和缓，不宜刺激过大。如此反复刮拭5分钟，每天1～2次。

方法二：以百会穴为中心，分别向前、后、左、右方向刮拭。建议选用有保健作用的牛角梳。刮拭力度以个体耐受为度，宜和缓，不宜刺激过大。如此反复刮拭5分钟，每天1～2次。

作用：中医认为头为诸阳之会、脑为元神之府，人体的所有阳经都达于头部。因此每天刮拭全头，可以畅达全身的阳经，并能增强人体的抗病能力，降低疾病的发病率。刮拭头部，可以调动全身之阳气，从而使全身之气血运行，促进全身新陈代谢。现代医学认为，刮拭头部，不仅直接刺激头部神经末梢，松解局部肌肉紧张，改善头部血液的微循环，还可以调整、增强各中枢神经系统的功能，达到防病治病的目的。

2）刮拭经脉保健法

方法：每天用刮痧板刮拭十二经脉肘、膝关节以下的循环部位，自肘、膝部刮至指（趾）尖部，刮拭力度以个体耐受为度，宜和缓，不宜刺激过大。每天 1 ~ 2 次。

作用：十二经脉有重要作用的五输穴、原穴、络穴均在上肢肘部以下、下肢膝部以下的经脉上。经常刮拭这些经脉腧穴，可疏通经络、畅达气血，不仅对四肢关节病变有良好的治疗和预防作用，还对五脏六腑有直接的调控作用，对脏腑的各种慢性疾病都能起到相应的治疗作用。

3）刮拭耳、手、足部保健法

方法：耳：用刮拭板角部先刮耳窝，再刮耳轮及耳背。手：先刮双手手背，再刮手掌心，从腕部刮至手尖；用刮痧板边缘依次按揉或全面刮拭第二掌骨桡侧缘。足：刮双足足背及足掌心，从踝部刮至足趾尖。刮拭力度以个体耐受为度，宜缓和，不宜刺激过大。每日 2 次。

作用：刮拭耳、手、足部，对全身脏腑器官有整体调控作用。冠心病患者可通过刮拭来改善全身脏腑的功能。

（七）民间疗法

1. 拍打疗法

冠状动脉粥样硬化是中老年人常见的心脑血管疾病，多因饮食不当、缺乏运动、精神刺激等原因造成。运动有助于心血管健康。据多年的民间实践，拍打是防治心脏病的一个好方法。

轻拍有行气止痛，放松肌肉，抑制神经之功；重拍有通络活血，兴奋神经，祛风散寒之效。拍打可直接锻炼心肌，使心搏量增多，冠状血流量增加，防止冠状动脉粥样硬化而导致心肌缺血、缺氧，对胸闷、气短、心悸等症也有缓解和防治作用。

方法：两脚分开站立，全身放松，心平气和，两臂前后甩动，用手掌拍打心前区，手背拍打背部，各30~60次，也可单用右手拍打心前区，次数由少至多，由轻至重，以感到舒适为度。

2. 外敷疗法

取栀子、桃仁各12克（一次量），共研细末，加炼蜜30毫升（无炼蜜可用鸡蛋清）调成糊状，将药均匀摊敷在心前区。敷药范围：右侧至胸骨右缘第3~5肋间，左侧达心尖搏动处，其面积大约长7厘米、宽15厘米，然后用纱布覆盖并以胶布固定。开始每3日换药1次，第二次后7日换药1次，6次为1疗程。

敷药后，如病人局部有刺痛、蚁行感或皮肤出现青蓝色，及时停药，停药后症状会自行消失。

（八）误区

1. 老年人才得心血管疾病

有些人认为，冠心病是老年人的"专利病"。冠心病是由冠状动脉粥样硬化导致的心脏病，动脉硬化过程早在青年甚至幼年时期就已经开始。当然，血管只有狭窄到一定程度，或合并急性血栓形成时才会带来明显症状。由于饮食、生活习惯及外界环境等影响，目前我国的冠心病发病年龄明显提前，很多年轻人出现了冠心病心肌梗死，甚至因此而死亡。

2. 运动量越大越好

现代人特别是办公室一族，工作生活紧张，没时间锻炼，偶尔有一点放松时间便跑到健身房狂锻炼一番，或是一口气爬到山顶，以为这样对身体有好处。殊不知，这样做的危害更大。这类人由于长期工作紧张，体能透支，疾病已悄然而至，一旦激烈运动超出身体承受能力，发生意外的可能性大大增加。其实，运动后有点喘、微微流汗、讲话不累，这样的运动强度才是适当的。若活动后气喘吁吁、大汗淋漓、明显感到疲乏，甚至有头晕目眩等不适症状，就说明运动过量了。

3. 尽量不吃药

很多冠心病患者平时犯心绞痛的时候，总是先忍着，尽量不吃药，认为经常吃药，以后就无效了。其实不然。心绞痛的急救用药如硝酸甘油等，只有长期吃且每天吃的频率又很高的时候，才可能产生耐药性；间断服用，甚至一天吃上三四次，并不会形成耐药性。另外，心绞痛发作时及早服药治疗，可以迅速缓解病情，减轻心肌损伤，减少发生急性心肌梗死的可能性。

4. 急性心梗保守治疗好

有些冠心病患者对新技术、新疗法了解太少，觉得手术有风险，在紧急时刻不愿选择急诊介入手术，错失救治良机，甚至失去了生命。其实，冠心病介入治疗已有20多年的历史，它为冠心病提供了药物治疗以外的一种非常有效的治疗方法。冠心病介入治疗创伤小、效果好，它的应用大大提高了患者的生存率。然而，有资料表明，在我国仅有30%的急性心绞痛、急性心梗等患者在发病后6小时内接受了紧急介入手术；高达70%的急性冠心病患者由于种种原因选择了药物保守治疗，但效果很不理想。

5. 放上支架就万事大吉

很多经常心绞痛发作的患者做完支架手术后症

状迅速消失，甚至可以恢复体力活动，就以为万事大吉了。其实，支架治疗只是一种物理治疗，它通过改善血管局部狭窄，从而减轻心肌缺血而使心绞痛得到缓解。其实，这类患者由于有冠状动脉硬化，其他部位同样也会发生狭窄，危险性仍然存在。更何况有些患者血管病变较多，支架只放在了几个重要的部位，还有的狭窄血管没有放支架。因此，即使放了支架，同样应注意按健康的生活方式生活，根据病情按医生要求继续服药治疗。

6. 化验结果正常，无需调脂

有些患者血脂在正常范围内，可是大夫却给开了调脂药，他们认为这是胡乱用药。其实不然，近年来国内外的一些大规模临床试验证明，血脂化验检查结果正常并不一定不需要调脂治疗，关键要看个体情况。例如，低密度脂蛋白胆固醇（LDL-C）为135毫克/分升，就健康人而言属正常范围，无需调脂治疗；但对于患过心肌梗死，或是做过支架治疗、冠脉搭桥手术者，或是患糖尿病者，或同时有上述多种危险因素的患者，则该血脂水平就偏高。把LDL-C降至100毫克/分升以下，可明显改善这类患者的预后，减少心血管事件的发生。另外，对于急性冠心病患者，他汀类调脂药可起到稳定冠脉硬化斑块的作用，发挥该类药物调脂以外的心血管保护作用。

7. 血脂正常后即可停药

血脂异常是一种血脂代谢紊乱疾病，和高血压一样是终身性疾病。通过服用降脂药物，血脂可以长期控制在正常范围内，但并不等于血脂异常就治愈了。一旦停药，血脂会很快再次异常。在高血压的治疗过程中，当血压长期稳定后，即可试行减少药物剂量和种类，以最少的药物和尽可能低的剂量维持目标血压。而对于调脂药来说，目前并没有证据表明血脂达标后可以减量或停药。临床观察显示，在血脂达标后减少调脂药剂量往往会引起血脂反弹。因此，只要没有特殊情况，如出现严重或不能耐受的不良反应，不应减量或停用调脂药。

8. 调脂药物不良反应大

很多患者认为调脂药副作用很大，对肝肾都有毒，觉得即使血脂高点儿，只要没有症状，还是不吃药为好。其实，就目前最常用的他汀类降脂药来说，大多数人对它的耐受性良好，通常只有0.5%~2%的病例发生肝脏转氨酶升高的不良反应。而且，减少药物剂量后，常可使这些人升高的转氨酶下降，再次增加剂量或选用同类药物时，转氨酶常不会升高。如果患者尤其是联合用药患者肌酸激酶（CK）高于正常值上限两倍以上，则应慎重考虑，予以减量或停药、随访，待症状消失、CK下降至正常，再重新开始治疗。另外，是否选用降脂药一定要根据患者具体情况权衡利弊后决定。

三、名家防治指导

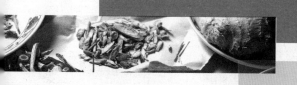

（一）西医治疗

1. 药物治疗方法有哪些

（1）稳定型心绞痛

1）治疗原则：①降低心肌耗氧量、增加心肌供血、改善侧支循环；②纠正冠心病易患因素，如治疗高血压、血脂异常、糖尿病、戒烟和减轻体重等；对贫血、甲状腺功能亢进与心力衰竭等增加心肌氧耗的因素亦加以纠正；③调整生活方式，减轻或避免心肌缺血的发生，对于心绞痛患者，应养成良好的生活习惯，消除各种诱发因素，如避免劳累、情绪激动、饱餐、寒冷和大量吸烟等；④药物治疗；⑤手术和介入治疗。

2）药物治疗

①硝酸酯类：包括硝酸甘油、消心痛等。主要是扩张静脉、减少回心血量而降低心脏的前负荷；大剂量时也降低周围阻力而降低后负荷；扩张冠状动脉、增加侧支循环而增加心肌灌注，故此类药物可有效地控制心绞痛。舌下含服硝酸甘油起效迅速（3分钟内），常在心绞痛发作时用。一般可含服0.3~0.6mg。重度发作有时需含服0.6mg以上。硝酸甘油也可预防性应用。某些活动如讲课、骑车、上楼等根据经验可能引起心绞痛而不能避免的活

动，可事先含服硝酸甘油，以防心绞痛发作。

硝酸异山梨醇酯：消心痛属此类药，该药口含于舌下，每次 2.5 ~ 5mg，6 分钟血液浓度达峰值，维持 1 ~ 2 小时，可用于终止心绞痛发作。口服后胃肠吸收完全，15 ~ 20 分钟起效，30 ~ 120 分钟达峰值，持续 4 ~ 6 小时。常用剂量为 10 ~ 20mg，每日 3 ~ 4 次，主要用于控制与预防心绞痛的发作。缓释片：20mg 早晚各 1 次。

单硝酸异山梨酯：异乐定、德脉宁、长效心痛治、鲁南欣康片均属此类药，仅为商品名不同而已。口服吸收完全，消除半衰期约 4 ~ 5 小时，比消心痛长 6 ~ 8 倍，常用剂量为 20 ~ 40mg/（8 ~ 12）h。它的控释剂（长效异乐定）常用剂量为 50mg/（12 ~ 24）h，临床用于冠心病的长期治疗，预防心绞痛发作。

②β-受体阻滞剂：包括氨酰心安、美多心安、心得安等。治疗心绞痛的机制是通过减慢心率、降低血压、减弱心肌收缩力而使心肌耗氧量下降。

氨酰心安：常用剂量为 25 ~ 100mg/d，每日服一次或两次。

美多心安：为心脏选择性 β-受体阻滞剂，较少引起支气管及周围动脉痉挛，常用剂量为 50 ~ 200mg/d，分次服用。

心得安：常用剂量为40～240mg/d，分3～4次服用。

③钙拮抗剂：包括地尔硫䓬、维拉帕米。治疗心绞痛机制是降低心脏后负荷、扩张冠状动脉及侧支循环，增加冠脉流量。地尔硫䓬、维拉帕米可减慢心率，抑制心肌收缩力，降低血压，从而减少心肌耗氧量。

地尔硫䓬：常用剂量为30～90mg，每日3～4次。

维拉帕米：常用剂量为80～120mg，每日3～4次。

④阿司匹林：小剂量阿司匹林可减少稳定型心绞痛患者发生心肌梗死的可能性。国内常用剂量为50～100mg/d。

（2）不稳定型心绞痛

1）治疗原则：①降低心肌耗氧量、增加心肌供血、改善侧支循环；②纠正冠心病易患因素，如治疗高血压、血脂异常、糖尿病、戒烟和减轻体重等；对贫血、甲状腺功能亢进与心力衰竭等增加心肌氧耗的因素亦加以纠正；③调整生活方式，减轻或避免心肌缺血的发生，对于心绞痛患者，应养成良好的生活习惯，消除各种诱发因素，如避免劳累、情绪激动、饱餐、寒冷和大量吸烟等；④药物治疗；⑤手术和介入治疗。

2）药物治疗

①抗血小板、抗凝的药物治疗

阿司匹林：作为二级预防，阿司匹林小剂量40～50mg/d已证明是有效的，但在不稳定型心绞痛，为更快完全抑制血小板聚集功能，最初3天用300mg/d，继以50mg/d。

噻氯匹定和氯吡格雷：通过抑制ADP介导的血小板激活，干扰纤维蛋白原结合血小板膜糖白Ⅱb/ⅢA而抑制血小板聚集和形成血小板血栓。噻氯匹定常用剂量为250mg，每日2次（饭中服，减少副作用，增加吸收）；氯吡格雷常用剂量为75mg/d。

阿司匹林加用噻氯匹定或氯吡格雷：可进一步提高抗血小板作用，降低心肌梗死和死亡率。

血小板膜糖蛋白受体Ⅱb/Ⅲa拮抗药：是一类新型的抗血小板聚集药，它是通过作用于血小板膜糖蛋白受体Ⅱb/Ⅲa，而阻断一切由血小板聚集药诱发的血小板聚集。血小板膜糖蛋白受体Ⅱb/Ⅲa拮抗药能使溶栓的冠状动脉加速开通，几乎能完全消除溶栓后血管再堵塞的危险，在介入治疗时，也能有效地抑制血小板的聚集。

血小板膜糖蛋白Ⅱb/Ⅲa受体拮抗药阿昔单抗、依替巴肽和替罗非班是作用最强的抗血小板聚集药。该类药物应与阿司匹林和肝素合用，静脉注射后几分钟内作用增强。依替巴肽和替罗非班可降低急性冠状动脉综合征患者急性心肌梗死发生率和血管重建术需要率。高危患者（血清肌钙蛋白增高、缺血性ST段改变、正在发生的缺血）入院后1~2天就接受冠状动脉支架植入术者，采用血小板膜糖蛋白Ⅱb/Ⅲa受体拮抗药获益最大，依替巴肽和替罗非班总共需要使用48~72小时或直到术后12~24小时。由于其主要为静脉制剂，主要用于预防冠状动脉支架植入术术后的并发症。

肝素及低分子肝素：肝素属间接凝血酶抑制药，是1916年即被发现的具有抗凝活性的物质，因在肝脏中富含而被称之为肝素。肝素可抑制凝血因子的活性，导致凝血时间增长；除抑制凝血酶外，肝素还抑制血小板，减少其聚集，常引起血小板减少。另外，有研究表明肝素具有抗动脉硬化的作用。

依诺肝素：常用剂量为1mg/kg，皮下注射，每12小时一次。

速避凝：按体重70kg以上0.4ml；78kg以上0.6ml，皮下注射，12小时一次。

②抗缺血的药物治疗

硝酸酯类：包括硝酸甘油、硝酸异山梨醇酯等。

β-肾上腺素能受体阻滞剂：包括卧床休息、吸氧、β–受体阻滞剂、硝酸酯的综合治疗。

普萘洛尔：常用剂量为80～480mg/d。

③钙拮抗药：包括硝苯地平、地尔硫䓬、维拉帕米等。

地尔硫䓬：既有扩张冠脉、解除痉挛、增加冠脉血流量的作用，又有减少心肌耗氧量的作用，故对不稳定型心绞痛有双重发病机制者疗效可能更好。

常用剂量：起始剂量为60～120mg/次，每日2次，平均剂量范围为240～360mg/天。

（3）心肌梗死

1）治疗原则：应早发现、早诊断、早治疗，加强院前的急救处理。治疗原则是保护和维持心脏功能，改善心肌血液供应，挽救濒死心肌，缩小心肌的缺血范围，并及时处理严重的心律失常、心力衰竭等并发症。使病人不但能度过急性期，还要使病人在康复后能保持尽可能多的有功能的心肌。

2）药物治疗

①抗血小板药物治疗

阿司匹林：是通过抑制血小板内环氧化酶活性、抑制TXA_2生成，从而抑制血小板通过TXA_2受体途径激活。160mg以上的阿司匹林通过抑制环氧化酶而即刻和近乎完全抑制血小板的TXA_2的产生，从而迅速发挥其临床抗血栓效应。阿司匹林能阻止前列腺素的合成，正是这种前列腺素参与了机体炎症的进程，可以升高体温，增加疼痛感，使血液易于凝结。某些前列腺素可以促进血小板凝固，形成血栓，导致心肌梗死、脑卒中和其他心脑血管疾病。阿司匹林阻止前列腺素的形成，从而起到预防这些疾病发生的作用。因此，阿司匹林广泛应用于冠心病心绞痛、心肌梗死、脑卒中、短暂性脑缺血发作等的预防。阿司匹林口服吸收迅速，主要通过肾脏排泄。研究表明，每天服用小剂量的阿司匹林可以减少44%的心肌梗死。在患心肌梗死后，连续1个月每天服用一定剂量（75～150毫克）的阿司匹林，可以减少心血管病病死率23%，减少心血管病复发可能性49%，减少脑卒中可能性46%。心血管事件发生时可作"急救"药。近年来发现，在急性心肌梗死猝发时服用阿司匹林，可减少急性心肌梗死的病死率。比如，在心肌梗死发生后早期服用150～300毫克的阿司匹林，和用安慰剂相比，可减少病死率23%；而在脑梗死发生后48小时内，口服150毫克阿司匹林，不仅可以降低病死率，还可以减少致残率。不过，希望药物发生"起死回生"作用，则用药越早越好，在家中或救护车上就立即服用，阿司匹林片还应嚼碎服下，才能尽快起到抗血栓作用。睡前服用具有降血压作用。研究表明若在睡前服药可使收缩压平均降低7.0毫米汞柱（1毫米汞柱=0.133千帕），舒张压降低4.8毫米汞柱。因此，合并轻、中度高血压，同时服用阿司匹林预防心血管事件的患者，睡前用药有利于协同降压。

噻氯匹定和氯吡格雷：噻氯匹定和氯吡格雷即通常所说的抵克立得和波立维，为二磷腺苷（ADP）受体拮抗药。二磷腺苷是使血小板激活、聚集效应放大的重要激动剂，所以通过阻断二磷腺苷受体来抑制血小板聚集作用就成为阻止病理性血栓形成的重要手段。噻氯匹定和氯吡格雷均为抑制二磷腺苷受体的抗血小板聚集药。大量试验已表明其在防治心血管疾病方面比阿司匹林更有效，尤其是氯吡格雷。噻氯匹定是1978年研制上市的。噻氯匹定抑制血小板聚集的作用机制与阿司匹林不同，它不仅抑制某一种血小板聚集激活因子，而且抑制了聚集过程本身。噻氯匹定能显著降低心、脑血管的意外，与传统抗血小板聚集药阿司匹林比较略有优势，但不良反应较多，尤其可能导致严重的白细胞减少。氯吡格雷与噻氯匹定结构相似，但其抗栓作用更强，减少白细胞的不良反应较少。氯吡格雷为一新型ADP受体拮抗剂，起效快，口服后2小时即开始起效，一次口服负荷量300mg后3小时可抑制血小板聚集70%，口服吸收迅速，不受食物和制酸剂的影响。氯吡格雷和阿司匹林的作用机制不同，因此联合应用就有增强抗血小板的作用，可减少心肌梗死及不稳定型心绞痛的发生。氯吡格雷可以广泛、有效和安全地用于急性冠状动脉综合征，与阿司匹林合用效果优于单独用阿司匹林。试验证实，急性冠状动脉综合征患者，无论ST段抬高或不抬高，无论是否行介入治疗，无论是高危还是低危患者，在阿司匹林和肝素或低分子肝素基础上加用氯吡格雷可以额外获益。接受介入治疗的患者联合应用阿司匹林和氯吡格雷比单独应用阿司匹林可以减少血管血栓形成，使主要不良心脑血管事件（死亡、心肌梗死、脑卒中）的发生率进一步降低，同时并未增加出血危险。

②抗凝血药物治疗

硝酸酯类：硝酸酯类药物不能开通阻塞的冠脉，但可扩张静脉、减少回心血量，大剂量亦扩张小动脉，使周围血管阻力降低、平均动脉压下降，因而心脏前后负荷降低，使心腔容积缩小、室壁张力减小、心脏做功减轻、心肌耗氧量降低。硝酸酯类药物还可扩张较大冠脉及侧支血管，扩张狭窄的冠脉节段，并能解除冠脉痉挛，虽然不增加总冠脉血流量，但可增加缺血区域流量，无窃血现象。另外，由于其减少心肌耗氧量，继发性增加非缺血区血管阻力，而缺血区血管因代偿性极度扩张，因而使冠脉血流由非缺血区向缺血区灌流。硝酸甘油由于能扩张冠脉侧支血管，逆转冠脉闭塞病变远段的小冠状动脉收缩，从而减少血小板聚集。

③β-受体阻滞剂

急性心肌梗死最初几小时，使用β受体阻滞剂可以限制梗死面积，并能缓解疼痛，减少镇痛剂的应用，在急性心肌梗死早期，最适合使用β受体阻滞剂的是有窦性心动过速和高血压的病人。主要有氨酰心安、美托洛尔（美多心安）、比索洛尔、卡维地洛等。

氨酰心安：血浆半衰期6~9小时，老年常用剂量从3.125mg开始，每日1~2次。以后根据心率、症状调整。主要用于心绞痛控制不满意，心率较快的患者。

美托洛尔（美多心安）：可从6.25mg开始。逐渐增加剂量。

比索洛尔：是β_1受体阻滞剂，负性肌力作用轻，对外周β_2受体阻滞作用极弱。该药可最大强度地减少心绞痛发作次数，以增加患者的活动耐量。10mg比索洛尔相当于100mg阿替洛尔的疗效，老年人可从1.25mg/d开始，1周后根据病情调整剂量，该药可持续24小时。

卡维地洛：具 α_1 和非选择性 β 受体阻滞作用，无内在拟交感活性。阻滞突触后膜 α_1 受体，扩张血管、降低外周血管阻力；阻滞 β 受体，抑制肾脏分泌肾素，阻断 RAS 系统产生降压作用。口服后 1～2 小时达血浆峰浓度，清除半衰期为 2～8 小时，目前主要用于治疗高血压和充血性心力衰竭。对稳定型心绞痛可改善心肌缺血，提高活动耐量，老年人建议剂量从 3.125mg 每日 1～2 次开始，以后根据病情逐渐增加剂量。

（4）心律失常

1）室性心律失常对急性心肌梗死常规用利多卡因预防性治疗尚有争议，有主张小剂量快速静脉注射利多卡因，总量为 200～250mg，以预防室性心律失常。

2）频繁的室性期前收缩或室性心动过速：①利多卡因：50～100mg 静脉注射（如无效，5～10 分钟后可重复），控制后静脉滴注，每分钟 1～3mg/min 维持（利多卡因 100mg 加入 5% 葡萄糖液 100ml 中滴注，1～3mg/min）。情况稳定后可考虑改用口服美西律 150～200mg，每 6～8 小时一次维持。②胺碘酮：静脉注射首剂 75～150mg，稀释于 20ml 生理盐水中，于 10 分钟内注入；如有效继以 1mg/min 维持静脉滴注 6 小时后改为 0.5mg/min，总量＜1200mg/d；静脉用药2~3天后改用口服胺碘酮，口服负荷量为600~800mg/d，7天后酌情改为维持量100~400mg/d。③索他洛尔：静脉注射首剂用1~1.5mg/kg，以5%葡萄糖液20ml稀释，于15分钟内注入，疗效不明显时可再注射一剂1.5mg/kg，后可改用口服，剂量为160~640mg/d。

2. 什么是介入治疗

（1）定义：是指经心导管技术疏通狭窄甚至闭塞的冠状动脉管腔，从而改善心肌的血流灌注的治疗方法。

（2）主要方法

1）经皮冠状动脉腔内成形术（PTCA）：是治疗冠状动脉粥样硬化性管腔狭窄最基本、最主要的介入性技术。

2）冠状动脉支架移植术：是在经皮冠状动脉腔内成形术的基础上，将支架植入冠状动脉狭窄处并通过球囊的扩张而扩张开支架，利用支架的金属支撑力消除狭窄来治疗冠心病。

（3）经皮冠状动脉腔内成形术的适应证：稳定型心绞痛和不稳定型心绞痛经过冠状动脉造影提示是由于冠状动脉明显狭窄，导致的心肌供血不足，药物治疗效果欠佳的，就有可能需要进行PTCA治疗。如果患了急性心肌梗死，则可行急诊PTCA术进行冠状动脉再灌注治疗。

（4）经皮冠状动脉腔内成形术术前要做的准备

1）术前检查：其目的是为了了解身体的功能状态。

2）提高对手术的耐受力：营养不良的患者术前应注意高蛋白、高热量、高维生素的低脂饮食；心功能差者应改善心功能；糖尿病患者应注意控制血糖。也可以在医生的指导下做适当的锻炼，以改善下肢的血液循环，防止术后发生静脉血栓形成；学会有效地卧位咳嗽、咳痰方法。

3）调整术前心理：患者要消除紧张情绪，术前一天保证良好的睡眠，如若精神紧张可服用小剂量镇定药。

4）术前皮肤准备：术前根据穿刺部位进行皮肤准备，备皮时如发现局部有毛囊炎、皮炎等应及时与医生联系，另选穿刺点。术前还应进行碘过敏试验。

（5）经皮冠状动脉腔内成形术在术后要做的一些处理

1）血压心电监护：密切观察血压、心率、心律，复查心电图。

2）穿刺点监护：经股动脉穿刺的患者术后，

穿刺动脉的下肢制动6~8小时，避免弯曲。要早下地活动，避免血栓在下肢深静脉内形成。在制动期间，不仅要观察此部位有无渗血、血栓形成，还要注意肢体远端血运情况，如术侧肢体远端动脉搏动情况，双侧肢体皮温，皮色差异及感觉等情况。患者在咳嗽、排便或翻身时要用手压迫穿刺部位区，防止由于腹腔内压增加导致切口压力增高，引起出血或血肿。

3）防止造影剂肾病：术后如果无胃肠道反应可进食，多饮水。前24小时内多进流食。多饮水有利于造影剂的排出。

4）术后用药：术后根据术中和病变的情况，由临床医生决定是否需静脉点滴硝酸甘油、肝素等药物，或皮下注射低分子肝素等可以防止冠状动脉血栓的形成。术后还应长期服用冠心病的二级预防药物，有阿司匹林、他汀类、β受体阻滞药、ACEI等药物。

5）术后再狭窄：再狭窄是指在PTCA的原始狭窄部再发生狭窄，多发生在6个月内，如果患者出现了再狭窄，可接受第二次PTCA治疗。

（6）冠状动脉支架移植术：支架的种类包括网状支架、管状支架、缠绕型支架、环状支架、特殊类型的支架。其中特殊类型的支架包括带膜支架、药物洗脱支架、放射性支架等。

（7）冠状动脉支架植入术的适应证

1）经皮冠状动脉内成形术术后残余狭窄仍大于30%。

2）急性心肌梗死。

3）经皮冠状动脉内成形术中出现严重的内膜撕裂或急性血管堵塞。

（8）冠状动脉支架植入术术前要做的准备：同经皮冠状动脉腔内成形术一样，术前检查工作要做好，了解机体功能状态等。与经皮冠状动脉内成形术不同的是，准备支架移植术前6小时内应服用氯吡格雷，以预防血栓形成。

（9）冠状动脉支架植入术术后要做的处理

1）术后要监测血压、心电图、观察穿刺点，并坚持用药。通过支架移植术的患者要加强血小板聚集治疗，除服用阿司匹林外，还应服用氯吡格雷，服用时间根据支架类型决定。

2）还要注意在术后是否会出现再狭窄，糖尿病、高脂血症患者术后若不能坚持正规用药或是继续吸烟的患者，病变位于血管近端、血管开口处和血管分叉处的患者均为再狭窄的高危人群。再狭窄发生后可以再做PTCA、支架治疗，还可以行冠状动脉旁路移植术。

3. 外科治疗方法有哪些

（1）冠状动脉旁路移植术：使用乳内动脉、桡动脉、胃网膜右动脉、大隐静脉等自身血管在主动脉和病变的冠状动脉间建立旁路，及搭"桥"，使主动脉血绕过血管狭窄的部位直接灌注到狭窄远端，从而恢复心肌供血。

（2）冠状动脉移植术的方式：分为心脏停跳下搭桥和不停跳下搭桥两种。

1）停跳下搭桥：即体外循环条件下的搭桥，适用于同时需要心内操作的病变，如室间隔穿孔、二尖瓣关闭不全、右心室室壁瘤合并血栓等情况。其特点是靶血管显露清楚且手术操作相对容易。但其并发症也相对较多。

2）非体外循环（心脏跳动下）搭桥：对于无须心内操作的患者，尤其是心功能较差的患者，其优点是心肌保护好，无体外循环并发症，但技术条件要求高，费用也高。

（3）冠状动脉旁路移植术的禁忌证。如果冠状动脉弥漫性病变，病变远端血管腔直径小于1毫米者，有严重肺功能不全、重度左心室功能低下、严重的肾功能不全者，均不适宜做冠状动脉旁路移植术。

（4）冠状动脉旁路移植术术后应注意的问题

1）术后早期以及后续恢复期应适当活动，这对于身体体力的恢复非常有益。但运动要根据医生的嘱咐做相应适当的活动，不可自己盲目进行不恰当的运动。

2）术后一定要戒烟，继续的话会导致血管再次堵塞。

3）坚持长期正规用药。

4）注意控制糖尿病、高血压，使用他汀类药物强化降脂，坚持服用阿司匹林、β受体阻滞药和ACEI（或ARB）。

5）要改变原来不健康的生活方式，营建健康的生活环境。

6）合理饮食，健康生活。

（二）中医治疗

1. 治疗原则有哪些?

基于本病病机为本虚标实，虚实夹杂，发作期以标实为主，缓解期以本虚为主的特点。其治疗原则应先治其标，后治其本，先从祛邪入手，然后再予扶正，必要时可根据虚实标本的主次，兼顾同治。标实当泻，针对气滞、血瘀、寒凝、痰浊而梳理气机，活血化瘀，辛温通阳，泄浊豁痰，尤重活血通脉治法；本虚宜补，权衡心脏阴阳气血之不足，有无兼见肺、肝、脾、肾等脏之亏虚，补气温阳，滋阴益肾，纠正脏腑之偏衰，尤其重视补益心气之不足。

2. 如何进行辨证论治？

（1）心血瘀阻证：心胸疼痛，如刺如绞，痛有定处，入夜为甚，甚则心痛彻背，背痛彻心，伴有胸闷，日久不愈，可因暴怒、劳累加重，舌质紫暗，有瘀斑，苔薄，脉弦涩。

证机概要：血行瘀滞，胸阳痹阻，心脉不畅。

治法：活血化瘀，通脉止痛。

代表方：血府逐瘀汤加减。本方祛瘀通脉，行气止痛，用于胸中瘀阻，血行不畅，心胸疼痛，痛有定处，胸闷心悸之胸痛。

常用药：川芎、桃仁、红花、赤芍活血化瘀，和营通脉；柴胡、桔梗、枳壳、牛膝调畅气机，行气活血；当归、生地补养阴血；降香、郁金理气止痛。

瘀血痹阻重症，胸痛剧烈，可加乳香、没药、郁金、降香、丹参等，加强活血理气之功；若血瘀气滞并重，胸闷痛甚者，可加沉香、檀香、荜茇等辛香理气止痛之药；若寒凝血瘀或阳虚血瘀，伴畏寒肢冷，脉沉细或沉迟者，可加桂枝或肉桂、细辛、高良姜、薤白等温通散寒之品，或人参、附子等益气温阳之品；若气虚血瘀，伴有气短乏力，自汗，脉细弱或结代者，当益气活血，用人参养营汤合桃红四物汤加减，重用人参、黄芪等益气祛瘀之品；若猝然心痛发作，可含化复方丹参滴丸、速效救心丸等活血化瘀、芳香止痛之品。

（2）气滞心胸证：心胸满闷，隐痛阵发，痛有定处，时欲太息，遇情志不遂时容易诱发或加重，或兼有脘腹胀闷，得嗳气或矢气则舒，苔薄或薄腻，脉细弦。

证机概要：肝失疏泄，气机郁滞，心脉不和。

治法：疏肝理气，活血通络。

代表方：柴胡疏肝散加减。本方疏肝理气，适用于肝气抑郁，气滞上焦，胸阳失展，血脉失和之胸胁疼痛等。

常用药：柴胡、枳壳疏肝理气；香附、陈皮理气解郁；川芎、赤芍活血通脉。

胸闷心痛明显，为气滞血瘀之象，可合用失笑散，以增强活血行瘀、散结止痛之作用；气郁日久化热，心烦易怒，口干便秘，舌红苔黄，脉弦数者，用丹栀逍遥散，以疏肝清热；便秘严重者加当归芦荟丸以泻郁火。

（3）痰浊闭阻证：胸闷重而心痛微，痰多气短，肢体沉重，形体肥胖，遇阴雨天而易发作或加重，伴有倦怠乏力，纳呆便溏，咯吐痰涎，舌体胖大且边有齿痕，苔浊腻或白滑，脉滑。

证机概要：痰浊盘踞，胸阳失展，气机痹阻，脉络阻滞。

治法：通阳泄浊，豁痰宣痹。

代表方：瓜蒌薤白半夏汤合涤痰汤加减。两方均能温通豁痰，前方偏于通阳行气，用于痰阻气滞，胸阳痹阻者，后方偏于健脾益气，豁痰开窍，用于脾虚失运，痰阻心窍者。

常用药：瓜蒌、薤白化痰通阳，行气止痛；半夏、胆南星、竹茹清化痰热；人参、茯苓、甘草健脾益气；石菖蒲、陈皮、枳实理气宽胸。

痰浊郁而化热者，用黄连温胆汤加郁金，以清化痰热而理气活血；如痰热兼有郁火者，加海浮石、海蛤壳、黑山栀、天竺黄、竹沥化痰火之胶结；大便干结加核桃、大黄；痰浊与瘀血往往同时并见，因此通阳豁痰和活血化瘀亦经常并用，但必须根据两者的偏重而有所侧重。

（4）寒凝心脉证：猝然心痛如绞，心痛彻背，喘不得卧，多因气候骤冷或骤感风寒而发病加重，伴形寒，甚则手足不温，冷汗自出，胸闷气短，心悸，面色苍白，苔薄白，脉沉紧或沉细。

证机概要：素体阳虚，阴寒凝滞，气血痹阻，心阳不振。

治法：辛温散寒，宣通心阳。

代表方：枳实薤白桂枝汤合当归四逆汤加减。两者均能辛温散寒，助阳通脉。前方重在通阳理气，用于胸痹阴寒证，见心中痞满，胸闷气短者；后方以温经散寒为主，用于血虚寒厥证，见胸痛如绞，手足不温，冷汗自出，脉沉细者。

常用药：桂枝、细辛温散寒邪，通阳止痛；薤白、瓜蒌化痰通阳，行气止痛；当归、芍药、甘草养血活血；枳实、厚朴理气通脉；大枣养脾合营。

阴寒极盛之胸痹重症，表现胸痛剧烈，痛无休止，伴身寒肢冷，气短喘息，脉沉紧或沉微者，当用温通散寒之法，予乌头赤石脂丸加荜茇、高良姜、细辛等；若痛剧而四肢不温，冷汗自出，即刻舌下含化苏合香丸或麝香保心丸，芳香化浊，理气温通开窍。

（5）气阴两虚证：心胸隐痛，时作时休，心悸气短，动则益甚，伴倦怠乏力，声息低微，面色㿠白，易汗出，舌质淡红，舌体胖且边有齿痕，苔薄白，脉虚细缓或结代。

证机概要：心气不足，阴血亏损耗，血行瘀滞。

治法：益气养阴，活血通脉。

代表方：生脉散合人参养荣汤加减。两者皆能补益心气。生脉散长于益心气，敛心阴，适用于心气不足，心阴亏耗者；人参养荣汤补气养血，安神宁心，适用于胸闷气短，头昏神疲等证。

常用药：人参、黄芪、炙甘草大补元气，通经利脉；肉桂温通心阳；麦冬、玉竹滋养心阴；五味子收敛心气；丹参、当归养血活血。

兼有气滞血瘀者，可加川芎、郁金以行气活血；兼见痰浊之象者可合用茯苓、白术、白蔻仁以健脾化痰；兼见纳呆、失眠等心脾两虚者，可并用茯苓、茯神、远志、半夏曲健脾和胃，柏子仁、酸枣仁收敛心气，养心安神。

（6）心肾阴虚证：心痛憋闷，心悸盗汗，虚烦不寐，腰酸膝软，头晕耳鸣，口干便秘，舌红少津，苔薄或剥，脉细数或促代。

证机概要：水不济火，虚热内灼，心失所养，血脉不畅。

治法：滋阴清火，养心和络。

代表方：天王补心丹合炙甘草汤加减。两者均为滋阴养心之剂。天王补心丹以养心安神为主，治疗心肾两虚，阴虚血少者；炙甘草汤以养阴复脉见长，主要用于气阴两虚，心动悸，脉结代之证。

常用药：生地、玄参、天冬、麦冬滋水养阴，以降虚火；人参、炙甘草、茯苓益助心气；柏子仁、酸枣仁、五味子、远志交通心肾，养心安神；丹参、当归、芍药、阿胶滋养心血而通心脉。

阴不敛阳，虚火内扰心神，虚烦不寐，舌红少津者，可用酸枣仁汤，清热除烦以养血安神；若兼见风阳上扰，加用珍珠母、灵磁石、石决明、琥珀等重镇潜阳之品；若心肾阴虚，兼见头晕目眩，腰酸膝软，遗精盗汗，心悸不宁，口燥咽干，用左归饮以滋阴补肾，填精益髓。

（7）心肾阳虚证：心悸而痛，胸闷气短，动则更甚，自汗，面色㿠白，神倦怯寒，四肢欠温或肿胀，舌质淡胖，边有齿痕，苔白或腻，脉沉细迟。

证机概要：阳气虚衰，胸阳不振，气机痹阻，血行瘀滞。

治法：温补阳气，振奋心阳。

代表方：参附汤合右归饮加减。两方均能补益阳气，前方大补元气，温补心阳，后方温肾助阳，补益精气。

常用药：人参大补元气，附子温补真阳，肉桂振奋心阳，炙甘草益气复脉，熟地、山萸肉、仙灵脾、补骨脂温养肾气。

伴有寒凝血瘀标实症状者适当兼顾。若肾阳虚衰，不能制水，水饮上凌心肺，症见水肿、喘促、心悸，用真武汤加黄芪、汉防己、猪苓、车前子温肾阳而化水饮；若阳虚欲脱厥逆者，用四逆加人参汤，温阳益气，回阳救逆；或参附注射液40～60毫升加入5%葡萄糖注射液250～500毫升中静脉点滴，可增强疗效。

3. 常用中成药简介

（1）速效救心丸（川芎、冰片等）：每日3次，每次4～6粒含服，急性发作时每次10～15粒。功效活血理气，增加冠脉流量，缓解心绞痛，治疗冠心病胸闷憋气，心前区疼痛。

（2）苏合香丸：每服1～4丸，疼痛时用，功效芳香温通，理气止痛，治疗胸痹心痛，寒凝气滞证。

（3）苏冰滴丸（苏合香、冰片）：含服，每次2～4粒，每日3次。功效芳香开窍，理气止痛，治疗胸痹心痛，真心痛属寒凝气滞证。

（4）冠心苏合丸（苏合香、冰片、朱砂、木香、檀香）：每服1丸（3克）。功效芳香止痛，用于胸痹心痛气滞寒凝者，亦可用于真心痛。

（5）麝香保心丸（麝香、蟾酥、人参等）：功效芳香温通，益气强心，每次含服或吞服1~2粒。

（6）心绞痛宁膏（丹参、红花等）：功效活血化瘀，芳香开窍。敷贴心前区。

4. 常用验方、便方简介

治疗冠心病的方剂确实有很多，这当中最著名的当数瓜蒌薤白半夏汤、丹参饮、生脉散、炙甘草汤、苏合香丸和桃红四物汤，下面将其组成、用法、功效、主治、方解介绍如下。

（1）瓜蒌薤白半夏汤（《金匮要略》）

组成：瓜蒌12克，薤白、半夏各9克，白酒适量。

用法：每日1剂，水煎取汁，分2次服。

功效：行气解郁，通阳散结，祛痰宽胸。

主治：痰盛瘀阻胸痹证。症见胸中满痛彻背，背痛彻胸，不能安卧者，短气，或痰多黏而白，舌有暗点，苔白或腻，脉迟。

方解：本方是在瓜蒌薤白白酒汤的基础上加半夏而成。方中以瓜蒌祛痰散结开胸，配以半夏解郁燥湿化痰，薤白通阳行气止痛，白酒行气活血。诸药合用，共成行气解郁，通阳散结，祛痰宽胸之剂。

（2）丹参饮（《时方歌括》）

组成：丹参30克，檀香、砂仁各5克。

用法：每日1剂，水煎取汁，分2次服。

功效：活血化瘀，行气止痛。

主治：血瘀气滞，心胃诸痛。

方解：方中重用丹参活血化瘀，为主药；檀香、砂仁行气宽中而止痛，为佐使药。三药合用，使气血通畅，则疼痛自止。

（3）生脉散（《内外伤辨惑论》）

组成：人参10克，麦冬15克，五味子6克。

用法：每日1剂，水煎取汁，分2次服。

功效：益气生津，敛阴止汗。

主治：胃热汗多，耗气伤津，体倦气短懒言，咽干口渴，脉虚细；久咳肺虚，气阴两伤，呛咳少痰，气短自汗，口干舌燥，苔薄少，脉虚数或虚细。

方解：方中人参补肺益气生津为主；辅以麦冬养阴清热以生津，五味子敛肺止汗而生津。三药合用，以补肺、养心、滋阴着力，一补、一清、一敛，共成益气养阴，生津止渴，固表止汗之功，使气复津回，汗止而阴存。

（4）炙甘草汤（《伤寒论》）

组成：炙甘草12克，生姜、桂枝各9克，人参、阿胶各6克，生地30克，麦冬、麻仁各10克，大枣5～10枚。

用法：阿胶烊化后下，余药水煎服，加入清酒10毫升，日服3次，每日1剂。

功效：益气滋阴，补血复脉。

主治：气虚血弱，脉结或代，心动悸，体羸气短，舌光色淡，少津；虚劳肺痿，干咳无痰，或咳痰不多，痰中带有血丝，形瘦气短，虚烦眠差，自汗或盗汗，咽干舌燥，大便难，或虚热时发，脉虚数。

方解：方中炙甘草、人参、大枣益气以补心脾；生地、麦冬、阿胶、麻仁甘润滋阴，养心补血，润肺生津；生姜、桂枝、清酒皆是性味辛温，具有通阳复脉之功，与益气滋阴药相配，既可温而不燥，亦可使气血流通，脉道通利。诸药合用，共收益气复脉，滋阴补血之功效。

（5）苏合香丸（《太平惠民和剂局方》）

组成：白术、木香、香附、朱砂、诃子、白檀香、安息香、沉香、麝香、丁香、荜茇、乌犀屑（注：现已禁用，常用水牛角代替）各60克，冰片、苏合香油、乳香各30克。

用法：为细末，研匀后用安息香膏并炼白蜜，制成丸剂，每丸重3克，每次1丸，温开水送服。

功效：芳香开窍，行气止痛。

主治：中风或感受时行瘴疠之气，突然昏倒，牙关紧闭，不省人事。或中寒气闭，心腹猝痛，甚则昏厥。或痰壅气阻，突然昏倒。

方解：本方主治诸证，多因寒邪或痰浊、气郁阻闭、蒙蔽神明所致，属于寒闭证。方中用苏合香、麝香、冰片、安息香等芳香开窍药为主药；配伍木香、白檀香、沉香、乳香、丁香、香附为辅药，以行气解郁，散寒化浊，并能解除脏腑气血之郁滞；佐以荜茇，配合上述10种香药，增强散寒、止痛、开郁的作用，并取犀角解毒，朱砂镇心安神；白术补气健脾，燥湿化浊；诃子收涩敛气，与诸香药配伍，可以补气收敛，防止辛香太过，耗散正气。总之，本方配伍特点是以芳香开窍药为主，配伍大量辛香行气之品，是治疗寒闭的常用方剂。同时本方具有显著的行气止痛功效，因此又是治疗心腹疼痛属于气滞的主要方剂。

（6）桃红四物汤（《医宗金鉴》）

组成：熟地15克，川芎8克，白芍10克，当归12克，桃仁6克，红花4克。

用法：每日1剂，水煎取汁，分2次服。

功效：养血活血，调经止痛。

主治：妇女月经不调，闭经，痛经，经前腹

痛，经行不畅而有血块，色紫暗；血瘀引起的月经过多、淋漓不净，产后恶露不净。

方解：本方由四物汤加桃仁、红花而成。方中当归、熟地养血活血，为主药；川芎活血行滞，白芍敛阴养血，桃仁、红花破血行瘀，祛瘀生新，共为辅药。瘀血行则经水得以流通，而腹胀腹痛自消。全方共奏养血，活血，调经，止痛之功效。

（三）康复疗法

1. 如何进行心脏康复？

（1）心脏康复的定义：是指应用多种协同的、有目的的各种干预措施，包括康复评估、运动训练、指导饮食、指导生活习惯、规律服药、定期监测各项指标和接受健康教育等，使患者改善生活质量，回归正常社会生活，并预防心血管事件的发生，阻止或逆转疾病的发生过程，减轻功能障碍，减轻患者再次发生心血管意外的危险，降低心脏病的病死率。心脏康复是心脏病的一级预防、二级预防和三级预防的重要组成部分。

（2）心脏康复的好处

1）运动锻炼能改善冠状动脉血流，增加心肌供养。

2）增强冠心病患者的心功能。

3）改善患者的症状。

4）增加冠心病患者的心脏功能容量。

5）增加肌力。

6）减少冠心病危险因素，包括改善血脂，降低血压，改善胰岛素抵抗和糖尿病患者病情。

7）改善患者的精神心理状态。

（3）心脏康复的重要原则

1）早期开始原则：从患者住院期间即开始心脏康复。

2）个体化原则：根据年龄、性别、心脏损害的部位和程度、相应的临床表现、整体的健康水平、危险因素的情况、目前的心脏功能容量、过去康复训练的种类和程度、生活习惯和爱好、患者状态及需求等，制定康复方案。

3）循序渐进原则：根据患者的情况逐渐增加运动量。

4）持之以恒原则：在康复期间，不能半途而废，坚持做康复训练，达到运动强度、运动时间和运动频率等要求。

5）兴趣性原则：选择自己喜欢且合适的运动。

6）全面性原则：在做康复的过程中，要包括临床、心理、社会等诸多方面。

（4）心脏康复的适宜人群

1）稳定型心绞痛患者。

2）急性心肌梗死无合并症或合并轻、中度心功能不全者。

3）慢性心力衰竭患者。

4）风湿性心脏病患者。

5）心肌病患者。

6）安装心脏起搏器者。

7）经皮冠状动脉腔内成形术或支架植入术后患者。

8）冠状动脉旁路移植术后患者。

9）心瓣膜置换术后患者。

10）心脏移植术后患者。

2. 如何进行心理康复？

（1）心理因素对冠心病的影响：紧张和焦虑，消极加忧伤均可引起心血管反应增强，从而导致血管内损伤和血小板聚集，以及交感神经活动增强，使血压升高和心率加快。长期处于这种状态下或反复受到精神刺激的人就较易发生冠心病。

（2）冠心病患者发生精神心理障碍的相关因素

1）过度疲劳、绝望感、倦怠感、性欲丧失、激惹、睡眠障碍。

2）心肌梗死患者在2年内有重大生活事件者、入院前有心力交瘁及疲劳感的患者，抑郁症状较为严重。

3）女性、非婚姻状态、年长、吸烟、既往有精神心理疾患史或有抑郁障碍史、疲劳、压力、高工作负荷、心肌梗死病史、胸痛时间长等都是冠心病患者精神心理障碍的危险因子。

（四）预防措施

1. 如何开展冠心病的一级预防？

一级预防也被视为预防冠心病发生的根本措施，是指通过努力控制和消除伴随不良生活方式和行为产生的冠心病已确定的可干预的危险因素，避免动脉粥样硬化的发生条件，防止疾病的发生。

针对冠心病发生的九大危险因素，预防和干预措施是紧紧抓住两个基本点来进行。第一个基本点是坚持做好治疗性的生活方式改变，这是预防心血管疾病发生的最有效措施。第二个基本点是抓住预防干预的时机。如果在预防工作中确实把握上述两个基本点，65岁以下不得心肌梗死就将不再会是梦想。

（1）治疗性的生活方式改变从何入手？
以下是切实有效的三点预防措施。

1）不吸烟。

2）管住嘴。

3）迈开腿。

（2）针对儿童心血管危险因素应采取哪些干预手段？

1）预防高血压。

2）血脂异常筛选诊断：凡家长有高脂血症及早期心血管病史的儿童，每年全部检查血清、胆固醇和三酰甘油。

3）积极预防儿童发胖或超重：儿童处于生长发育期，供给足够的营养是毋庸置疑的，避免高胆固醇饮食，少吃高脂肪、高热量食物（如肥肉、糖、奶油类食品），食物要清淡，做到不饮酒。并鼓励儿童多做户外活动，以保证儿童的正常生长发育，避免过多肥胖儿童的出现。

4）培养运动意识：儿童需要进行适当的、科学的体育锻炼。自幼培养和加强儿童的运动锻炼意识对他们的终身健康都有好处。

5）控制儿童烟民。

（3）控制膳食的总量：控制总热量及食盐的摄入，保持理想体重，防止超重，维持人们血压、血糖、血脂的理想水平。

1）饭吃八成饱，创造饥饿感；切忌暴饮暴食和晚上饱餐，因其易诱发急性心肌梗死。

2）进餐启动要慢，适当控制节奏。

3）有选择地吃，不喜欢吃的坚决不吃，喜欢吃的少吃一点，留有余地。

4）不食或少食动物内脏，如肝脑肾等，鱼子、墨斗鱼、松花蛋等高胆固醇食物，以及肥肉、动物油脂、黄油、奶油等含饱和脂肪酸高的食物（蛋黄每周应该仅限2个）。

5）控制盐摄入，每日不超过6克。同时通过食用菠菜、萝卜、卷心菜、芹菜茎、南瓜、鲜豌豆、柠檬等含钾高的食物来补充钾。

（4）运动锻炼：有氧代谢运动是指那些以增强人体吸入、输送氧气，以及与使用氧气能力为目的的耐久性运动。在整个运动过程中，人体吸入的氧气大体与需求相等，即达到平衡。

1）特点：强度低，有节奏，不中断，持续时间长，以增强人的身体耐力为目的。

2）类型：快走、慢跑、骑车、游泳、扭秧歌、做健身操等。

3）好处：①控制高血压；②增强肺功能；③改善心脏功能，增加血液总量，防止心脏病发生；④提高血清中高密度脂蛋白胆固醇的比例；⑤减少体内脂肪，但不减少肌肉量，预防与肥胖有关的疾病；⑥增加骨骼密度，防止骨质疏松；⑦改善心理状态。

4）方式：①强度：运动时稍微出汗，轻度呼吸加快，但不影响对话；②时间：每次达到训练量的时间，一般10～30分钟为宜；③频率：每周训练次数，一般每周3～5次。

5）步骤：①准备活动。②有氧代谢运动，根据个人的情况和喜好选择合适的有氧运动锻炼方式。③放松整理，由于经过了10～30分钟的耐力运动后，如果突然停止运动或坐或躺对身体都是不利的，因为肌肉突然停止运动会妨碍血液回流到心脏，从而造成大脑缺血，就会感到头晕，甚至失去知觉。所以应该放慢速度，继续运动3～5分钟，让心率逐渐慢下来。④肌力练习，主要是上肢与腰部，可以做徒手俯卧撑、引体向上、仰卧起坐等。然后再做些放松韧带的练习。整个运动会持续40～50分钟。运动时注意掌握循序渐进的原则，逐步增加运动频率和强度，保证运动的安全。

2. 如何开展冠心病的二级预防？

二级预防就是指对已经发生了冠心病的患者早发现、早诊断、早治疗，目的是改善症状、防止病情进展、改善预后，防止冠心病复发。

（1）患者的自我保健

1）治疗高血压、糖尿病、高脂血症等基础疾病，控制危险因素，防止冠心病进展。

2）控制饮食，勿吃过饱。既要保证营养，又要控制体重，饮食以清淡为主，多吃蔬菜水果，及富含纤维的食物，定时定量。

3）日常生活要有规律，按时起居，保证充足的睡眠时间和休息。

4）坚持应用有循证医学证据的药物：β受体阻滞药、阿司匹林、血管紧张素Ⅰ转换酶抑制药、他汀类药物等。

5）按时服药，定期复查。患者要根据医嘱用药，不可自己改变药量或药的种类。

6）在恢复期，可根据个人情况和喜好选择适当运动锻炼，可促进血液循环，恢复体力，改善功能。

7）坚决戒烟，彻底避免吸烟对心血管系统的影响。

（2）戒烟方式

1）先要下定决心戒烟。

2）将所有的烟、打火机等各种与烟有关的东西全部摒弃，创造无烟环境。

3）生活中避免参与往常习惯吸烟的场所和活动。

4）餐后喝水、吃水果、做适当的锻炼。

5）当烟瘾来时，做深呼吸，或用嚼口香糖来代替香烟，也可以用自己喜爱的零食代替。

6）也可以去戒烟门诊，根据医生的嘱咐戒烟。

7）或利用合适的药物来戒烟。

（3）冠心病二级预防的一些有循证医学证据的药物

1）阿司匹林和血管紧张素转换酶抑制剂：一般指长期服用阿司匹林和血管紧张素转换酶抑制剂（ACEI）。前者具有抗血小板凝集作用，可减少冠脉内血栓形成；后者可改善心脏功能，减少心脏重塑、变形，对合并有高血压、心功能不全者更有帮助。

2）β受体阻滞药：目前已证实，若无禁忌证的心梗后患者使用β受体阻滞剂，可明显降低心梗复发率、改善心功能和减少猝死的发生。β受体阻滞药包括美托洛尔、比索洛尔、阿替洛尔等，用药应遵循医生的要求。

3）他汀类药物：研究表明，使用他汀类药物可以显著降低所有原因引起的冠心病病死率；降低冠脉事件、脑卒中事件发生率；减少患者对冠脉手术的需求以及改善血管重建后心血管病的预后。

四、药食宜忌速查

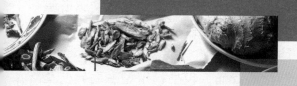

（一）药物分型有哪些

1. 硝酸酯类药物

临床上常用的硝酸酯类药物主要包括硝酸甘油、亚硝酸异戊酯、单硝酸异山梨酯等。常用的剂型有口服、皮肤贴片、静脉注射和喷射剂型等。最便捷的方法就是舌下含化硝酸甘油片。

此类药物的作用机制是松弛平滑肌、扩张小动脉和小静脉。扩张静脉的作用强于动脉，降低心脏的前后负荷，扩张冠状动脉及其侧支，增加冠状动脉的血流量，预防和解除冠状动脉痉挛，改善冠状动脉的血流分配。对于已经有狭窄的冠状动脉可通过扩张侧支血管而增加缺血区血流，改善心内膜下缺血，并能预防左心室重构。

主要用于防治心绞痛，包括稳定型、变异型及不稳定型心绞痛。此外，可用于充血性心力衰竭及手术期间控制低血压，对急性心肌梗死的治疗也有一定作用。

治疗剂量可能引起面部潮红、眩晕、心动过速和跳动性头痛。大剂量引起呕吐、烦躁不安、视力下降、低血压、昏厥，偶尔出现发绀及高铁血红蛋白血症；随之损害呼吸及出现心动过缓。皮肤用药可能出现接触性皮炎。舌下或口颊片通常引起局部烧灼感。长期应用可产生耐受性。长期接触突然停药症状。初次用药可先含半片，以避免和减轻副作用。

2. β–受体阻滞药

β–受体阻滞药主要作用机制是通过抑制肾上腺素能受体，减慢心率，减弱心肌收缩力，降低血压，减少心肌耗氧量，防止儿茶酚胺对心脏的损害，改善左心室和血管的重构及功能。对冠心病的治疗有很好的疗效。但是，不同β–受体阻滞药具有不同的独特性。第一代β–受体阻滞药，如普萘洛尔，是非选择性β–受体阻滞药（β1、β2）；第二代β–受体阻滞药则为高选择性β–受体阻滞药，主要是针对β1受体，如比索洛尔、美托洛尔等；第三代则还具有扩张血管的作用，如拉贝洛尔、卡维地洛等。

不良反应：心血管系统症状有心率减慢、传导阻滞、血压降低、心衰加重、外周血管痉挛导致的四肢冰冷或脉搏不能触及、雷诺现象；因脂溶性及较易透入中枢神经系统，故该系统的不良反应较多，疲乏和眩晕占10%，抑郁约5%，其他头痛、多梦、失眠等；偶见幻觉；消化系统症状有恶心、胃病、便秘＜1%、腹泻占5%，但不严重，很少影响用药；其他不良反应有气急、关节痛、瘙痒、腹膜后腔纤维变性、耳聋、眼痛等。

禁忌证：低血压、心源性休克；严重缓慢型心律失常，如显著心动过缓（心率＜45次/分钟）、Ⅱ度或Ⅲ度房室传导阻滞、病态窦房结综合征等；重度或急性心力衰竭；有支气管哮喘病史；末梢循环灌注不良、严重的周围血管疾病等。

3. 钙通道拮抗药

众所周知，钙通道拮抗药可以扩张冠脉、解除血管痉挛、增加冠脉血流，并能减低心脏的前、后负荷及减弱心肌收缩力，从而减少心肌耗氧量、恢复冠脉血氧供需平衡，因此是冠心病治疗的常用药物之一。

根据化学结构的不同，临床上将钙通道拮抗药分为四类。

（1）二氢吡啶类：主要是作用于血管平滑肌的钙通道，如硝苯地平、氨氯地平等。

（2）苯噻嗪类：主要具有负性变时、负性变力及负性传导作用。

（3）苯烷胺类：主要作用于负性传导和负性变力，而且疗效比苯噻嗪类更强，代表药物为维拉帕米、盖洛帕米等。

（4）其他：如氟桂利嗪、桂利嗪（肉桂苯哌嗪）等，主要是作用于外周血管。

在上述的钙通道拮抗药中，公认对于解除冠脉缺血痉挛有切实疗效的是苯噻嗪类和苯烷胺类，而部分长效二氢吡啶类（氨氯地平）也具有抗血管痉挛的疗效。短效的二氢吡啶类钙通道拮抗药不主张应用于冠心病的治疗，尤其是急性冠脉综合征。

常见不良反应：水肿、头痛、恶心、眩晕、皮疹、无力；心律失常、房室传导阻滞、心动过缓、束支传导阻滞；充血性心衰；神经系统症状有多梦、幻觉、失眠、神经质、感觉异常、嗜睡、震颤；消化系统不良症状有厌食、便秘、腹泻、味觉障碍、消化不良、口渴、呕吐；皮肤不良症状有瘀点、光敏感、瘙痒、荨麻疹。

禁忌证：病态窦房结综合征未安装起搏器者，Ⅱ或Ⅲ度房室传导阻滞未安装起搏器者；低血压；对钙通道拮抗药过敏者；急性心肌梗死而明确依据证实存在冠脉痉挛者；重度心力衰竭或肺充血者。

4. HMG–CoA还原酶抑制药

HMG–CoA还原酶抑制药也可以成为他汀类降脂药物，是目前已知的最强的降低胆固醇药物，其代表药物有洛伐他汀、辛伐他汀、普伐他汀、氟伐他汀、阿托伐他汀、西伐他汀类等。

他汀类主要是通过对胆固醇生物合成早期限速酶HMG-CoA（β-羟基-β-甲戊二酸单酰辅酶A）还原酶的抑制作用，在HMG-CoA还原酶的作用下，HMG-CoA转变为甲基二羟戊酸（是胆固醇生物合成的中间环节），从而减少了内源性胆固醇合成，使血浆总胆固醇下降，刺激LDL的肝脏摄取，降低LDL-C及VLDL的血浆浓度。一般而言，他汀类药物可降低LDL达30%～40%，还可轻度升高HDL-C。除此之外，他汀类药物还具有非调脂作用：改善血管内皮功能和细胞功能（平滑肌细胞的迁移、增生、分化等）；抑制血小板聚集。因此，他汀类药物在冠心病的防治中具有不可替代的重要作用，可以明显减少急性冠脉事件的发生率和病死率。

最常见的不良反应为胃肠道不适，其他还有头痛、皮疹、头晕、视觉模糊和味觉障碍；偶尔引起血氨基转移酶可逆性升高。因此需监测肝功能；少见的不良反应有阳痿、失眠；罕见的不良反应有肌炎、肌痛、横纹肌溶解，表现为肌肉疼痛、乏力、发热，并伴有血肌酸磷酸激酶升高、肌红蛋白尿等，横纹肌溶解可导致肾功能衰竭，但较罕见。他汀类药物与免疫抑制药、叶酸衍生物、烟酸、吉非贝齐、红霉素等合用可增加肌病发生的危险；有报道发生过肝炎、胰腺炎及过敏反应如血管神经性水肿等。

禁忌证：对他汀类药物过敏的患者禁用；有活动性肝病或不明原因血氨基转移酶持续升高的患者禁用。

5. 抗血小板聚集药

（1）肠溶阿司匹林：阿司匹林通过使环氧化酶丝氨酸的羟基发生乙酰化而不可逆地灭活环氧化酶的活性，从而阻断了花生四烯酸的代谢途径，阻止 TXA_2 的合成。由于血小板缺乏细胞核，无能力合成环氧化酶-1，只有当停用阿司匹林后，在新生的血小板重新进入血液循环时方可恢复环氧化酶的活性，所以阿司匹林对血小板的抑制作用是不可逆的。

小剂量肠溶阿司匹林主要用于：冠心病的一级和二级预防：心肌梗死的治疗防治，冠心病的治疗，尤其是心绞痛；冠状动脉血运重建后的常规治疗；静脉血栓形成的防治；脑梗死或短暂性脑缺血发作（TIA）；预防房颤病人发生栓塞；外周血管疾病；心脏瓣膜置换；大隐静脉移植术后的常规治疗。

主要不良反应：出血和消化道症状；紫癜、牙龈出血、消化道出血或术后出血最常见；少数可出现阿司匹林哮喘、瑞士反应等。

禁忌证：不能耐受的过敏（阿司匹林哮喘）；活动性出血、血友病、视网膜出血；未能控制的高血压；活动性溃疡和（或）出血。

（2）氯吡格雷：氯吡格雷是一个新型的噻吩吡啶类衍生物，化学结构与噻氯吡啶同属于一大类别，可以通过选择性地与血小板表面的腺苷酸环化酶偶联的 ADP 受体结合而不可逆地抑制血小板聚集，从而发挥其抗血小板和抗血栓形成的作用。

适用于近期心肌梗死、急性冠脉综合征、缺血性脑卒中、冠脉介入治疗、不稳定型心绞痛、下肢供血不足引起的疼痛等血栓栓塞性疾病。

（3）双嘧达莫：双嘧达莫可以抑制血小板的可逆和不可逆聚集，主要是抑制血小板磷酸二酯酶和腺苷酸脱氢酶，使血小板内 cAMP 及腺苷浓度升高；增加血管内皮细胞 PGI_2 的生成，增高 PGI_2 活性；抑制血管内皮细胞和红细胞摄入和代谢腺苷，增加腺苷浓度；可部分抑制血小板环氧化酶及 TXA_2 的生成。总之，双嘧达莫对血小板功能的抑制作用是可逆的，与药物浓度有关。

主要不良反应：胃肠道不适（呈药物剂量依赖

性）；剂量过大时可引起眩晕、血管性头痛等，在停药后很快可以消失。

（4）血小板膜糖蛋白ⅡbⅢa（GPⅡbⅢa）受体阻滞药：人体内血小板聚集的激活药有很多种类，如5-羟色胺（5-HT）、二磷腺苷（ADP）、凝血酶、血栓素TXA_2、去甲肾上腺素等，它们与各自相应的受体结合使血小板表面的糖蛋白ⅡbⅢa受体的暴露增加，与配体结合，导致血小板聚集。血小板膜糖蛋白ⅡbⅢa（GPⅡbⅢa）受体是血小板聚集的最后通道，也就是说阻断GPⅡbⅢa受体，就能有效地抑制各种激活药所诱发的血小板聚集。目前已经应用于临床的GPⅡbⅢa受体阻滞药主要有两类：静脉注射类和口服类，其中以静脉注射类应用较多，代表药物为阿昔单抗、替罗非班等。

常见的不良反应有：出血和低血压。

6. 肝素和低分子肝素

（1）肝素：肝素是一种从动物中得到的硫酸化的多糖，存在于哺乳动物肥大细胞分泌的颗粒中。治疗用的肝素常取自于猪小肠黏膜或者猪肺。

肝素的抗凝作用机制主要是促进ATⅢ对凝血因子X、因子Ⅱ的抑制；抑制其他凝血因子的活性，激活肝素辅因子Ⅱ；抑制纤维蛋白原变成纤维蛋白单体；防止血小板的聚集和破坏；肝素还可以通过中和内皮细胞表面电荷，促进血管释放组织因子途径抑制物、组织型纤溶酶原激活物起到抗凝作用；改变血液黏度，增强抗聚集和预防血栓形成。

肝素存在下列缺点：小剂量肝素的生物利用度较低；容易受到血小板第4因子的抑制作用；肝素对已经与血小板或者凝血酶原复合物结合的凝血因子Xa不起作用；肝素可以抑制由假性血友病因子（v–WF）所诱发的血小板聚集，并且使得血管通透性增加，因此容易引起出血；肝素可引起血小板减少症；肝素无法灭活和纤维蛋白或细胞外基质结合了的凝血酶，一旦停用肝素则容易引起凝血活性的反弹，形成再栓塞。因此，低分子肝素应运而生，并且在治疗冠心病等领域，尤其是急性冠脉综合征治疗上应用越来越广泛。

（2）低分子肝素：其作用机制为：与AT–Ⅲ或肝素辅助因子Ⅱ相结合，使AT–Ⅲ结构发生改变，从而加快FX–a的抑制作用，但对FⅡa作用较弱；在体内激活的血小板可释放血小板因子（PF_4）。从而抑制肝素的作用，但是由于低分子肝素的分子量较小，受到PF_4的抑制作用也较小；有更强的促进纤维蛋白溶解作用，但出血的危险性较普通肝素小。

不良反应和注意事项：肝素和低分子肝素的不良反应基本相同，主要的不良反应是出血。对于有活动性出血、严重出血体质、严重血小板较少症近期神经手术、眼部手术或颅部出血者建议禁用肝素或者低分子肝素。而对于中度血小板减少症、出血体质、肿瘤脑部转移、近期严重创伤、近期重要腹部手术（<1~2天）、14天内消化道或泌尿系出血、心内膜炎、严重高血压（SBP>120mmHg）的患者在使用肝素或者低分子肝素时要慎重。

7. 血管紧张素转换酶抑制药（ACEI）和血管紧张素受体阻滞药（ARB）

血管紧张素转换酶抑制药是通过影响心肌重塑、减轻心室过度扩张而减少充血性心力衰竭的发生率和病死率；同时还可以降低心脏的压力负荷，改善心功能。但是ACEI具有气道反应性，引起刺激性干咳的常见不良反应，因此对于服用ACEI类导致干咳的患者，可以改用血管紧张素受体阻滞药（ARB）。

血管紧张素受体阻滞药（ARB）的作用机制与ACEI类药物有类似之处，都是作用于全身和组织的肾素—血管紧张素—醛固酮系统，但是由于ARB类不影响缓激肽系统，故而很少出现刺激性干咳。

ACEI与ARB的相同不良反应：白细胞减少，粒细胞减少；过敏反应，甚至极少数可导致血管神经性水肿；胃肠道反应；高血钾；胎儿畸形等。

禁忌证：双侧肾动脉狭窄，或者孤立肾动脉狭窄；慢性肾功能不全者当血肌酐明显增高时；高血钾症；孕产妇及哺乳妇女等。

（二）用药知多少

冠心病的治疗目标和出发点在于改善心肌的供血和供氧。治疗的方法有药物治疗。目的在于阻止疾病的进展，缓解症状，维护和维持心脏的功能。

1. 用药治疗要求

（1）降血脂治疗：包括饮食、生活方式的调节和药物治疗。具体包括控制总热量，减少脂肪摄入，尤其是控制胆固醇和饱和脂肪酸的摄入量；适当增加蛋白质和糖类的比例；减少饮酒和戒烈性酒。其他非药物治疗措施如运动锻炼，至少每周锻炼3~4次，每次30~60分钟，最好坚持每天锻炼，并适当参加轻体力劳动。当然，病情严重患者应在医生的指导下锻炼。冠心病的患者，无论血脂是否明显升高，都应在改变生活方式的同时，坚持常年甚至终身服用他汀类药物，他汀类药物不但能降血脂，而且能抗动脉粥样硬化，稳定和逆转斑块。

（2）抗血小板：长期服用阿司匹林能减少冠心病心肌梗死和脑卒中等发生。只要没有禁忌证（如近期内曾出现危及生命的出血、目前有大出血，如大量消化道出血等情况，以及对阿司匹林过敏），都应该长期服用阿司匹林。急性心肌梗死、不稳定型心绞痛和接受支架治疗的患者仅用阿司匹林不够，还须与另一种抗血小板药物氯吡格雷合用1年。

（3）控制血压：β-受体阻滞药可缓解心绞痛发作，降低血压。心肌梗死患者长期服用可减少再次梗死和降低死亡率。只要没有严重缓慢性心律失常、血压过低、支气管哮喘以及变异型心绞痛者均应服用，将静息时心率控制在50～60次/分钟为宜。常用药物有美托洛尔（倍他乐克、氨酰心安）等。

（4）降低血糖：心肌梗死是糖尿病的危症。糖尿病合并冠心病的患者比无糖尿病未来再发心肌梗死的危险倍增，对这些患者不仅要注意控制血糖，而且更要严格控制血压和血脂。他汀类药物降胆固醇。例如：无糖尿病的心肌梗死患者用他汀类药物降胆固醇至4毫摩尔/升以下，低密度脂蛋白胆固醇降至2毫摩尔/升以下。

2. 用药最佳时间

早晨醒来的时候，是人体缩血管物质如儿茶酚胺释放的高峰期，而此时冠状动脉的张力也最高。心脏需氧量增加，冠心病患者往往在这个时候容易发生心肌缺血和室性心律失常，因此这段时间为冠心病发病的"清晨峰"。

此外，在上午6~9时，促进血凝的物质，如血小板的黏聚力最强，而这段时间人体抗凝物质，如纤维蛋白溶酶原的活性也最低，故清晨是冠心病最危险的时辰，容易发生心绞痛、心肌梗死或猝死。

因此，冠心病患者最好在早上一醒来尽早使用硝酸酯类制剂，如异山梨酯（消心痛）、单硝酸异山梨酯或硝酸甘油等。小剂量阿司匹林早晚服用均可。如已知在用力排便或行走时会发生心绞痛，可在排便、行走前先含服硝酸甘油。

3. 坚持用药

冠心病患者无论采取服药还是手术（"支架"或"搭桥"）都不可能将冠心病治愈。只能说将冠状动脉狭窄或堵塞的部位开通了，仅为姑息疗法，权宜之计，治标不治本。所以即便是在冠心病的稳定期，戒烟与坚持服药依然很重要。应坚持服用的药物有以下4类。

（1）抗血小板药物：可预防因血液凝固而堵塞血管。阿司匹林：一般每日口服1片，剂量75毫克/片或100毫克/片。氯吡格雷（波立维）：高危急性心肌梗死或不稳定型心绞痛患者和装过支架患者适用，应与阿司匹林合用。装药物涂层支架的患者联合应用氯吡格雷1年或更长时间，以防止支架内形成血栓。

（2）β-受体阻滞药：此类药物的作用是降低心率和降血压、保护心脏、防止心律失常和心脏病突发。只要无禁忌证和无明显不良反应应坚持长期服用。

（3）他汀类药物：降胆固醇、抗动脉粥样硬化，稳定逆转斑块。

（4）血管紧张素转化酶抑制剂药：这类药物也有抗动脉粥样硬化作用。

4. 必备药物

治疗冠心病的药物很多，常用的主要有以下数种。用什么药物，医生可根据病情建议。

（1）硝酸酯制剂：主要包括硝酸甘油、异山梨酯、5-单硝酸山梨酯、长效硝酸甘油制剂等。硝酸甘油又称硝化甘油、三硝酸甘油酯、三硝酸甘油、贴保宁、长效疗痛脉等。单硝酸异山梨酯有丽珠欣乐、艾狄美、鲁南欣康、异乐定、长效异乐定、德脉宁缓释胶囊、益辛保、安心脉、长效心痛治疗、依姆多等。

（2）β-受体阻滞药：常用的制剂有美托洛尔、阿替洛尔、比索洛尔。

（3）钙通道阻断药：钙拮抗药的分类如下。

二氢吡啶类，如硝苯地平、氨氯地平、非洛地平等。

苯烷胺类，如维拉帕米、加洛帕米、噻帕米。

苯噻氮唑类，如二氮呋利。

其他选择性作用于L型钙通道，如匹维铵、氟司必林。

（4）抗血小板药物：如阿司匹林、双嘧达莫、噻氯匹定、氯吡格雷。

（5）调血脂药物：普伐他汀、洛伐他汀、辛伐他汀、阿托伐他汀、瑞舒伐他汀、匹伐他汀和血脂康。

（6）溶血栓药物：尿激酶、链激酶r-tPA等。

（7）抗凝药：肝素、低分子肝素等。

（8）中药：以活血（常用丹参、红花、川芎、蒲黄、郁金等）和化瘀（如复方丹参滴丸等）中药最为常用。

（三）饮食宜忌知多少

世界公认，高血压、高胆固醇血症及吸烟是冠心病的三大危险因素。这三大危险因素中前两项均与膳食有关，因此，改善膳食结构是防治冠心病的重要措施。

冠心病是由于冠状动脉粥样硬化，使血管腔狭窄、阻塞，导致心肌缺血、缺氧而引起的心脏病。常表现为心绞痛，严重者导致心肌梗死甚至死亡。

1. 冠心病患者适宜的饮食品种

（1）主食类：应多选用玉米、燕麦、荞麦、高粱、大豆、麦麸、大麦、小米、标准粉、糙米等。

（2）肉蛋奶类：瘦猪肉、牛肉、鸡、鸭、兔、鱼、海参、海蜇头、鸡蛋、牛奶、酸奶等。

（3）蔬菜类：胡萝卜、番茄、蒜、蘑菇、洋葱、芹菜、银耳、苋菜、香菇、木耳、海带、紫菜等。

2. 冠心病患者的饮食禁忌

（1）忌食肥甘油腻厚味食物：如动物类脂肪猪油、羊油等含饱和脂肪酸和较高的胆固醇，它们食入人体后，多余的胆固醇和脂肪沉积在血管壁上，可损伤动脉的内皮细胞，日积月累，血管壁可发生内膜增生、变性，血管壁硬化，出现斑块，引起粥样改变，血管失去弹性及收缩力，甚至引起血管腔狭小、闭塞，加重冠心病的病情。而由于脂质升高，血液变得黏稠而流行涩滞，容易导致血流梗塞，诱发心律失常。所以预防冠心病或冠心病患者均应该忌食油腻厚味食物。

（2）忌食含胆固醇高的食物：动物的脑髓、肝脏（如猪肝）及其他内脏（如猪肾）和蛋黄、少数鱼类（如墨鱼、鳗鱼、鱿鱼等）及贝类（如蚌、螺、蛤蜊、蚬、蟹黄等）、鱼子酱、乌鸡均含丰富的胆固醇，经常进食这类食物，久之可使血胆固醇升高，诱发和加重冠心病。

（3）忌吸烟：香烟中的有害物质尼古丁对循环系统有直接的损伤作用，可使外周血管收缩，血压上升，心率加快，心肌耗氧量上升，并引起心律失常。随着烟雾吸入肺部，大量的一氧化碳弥散入血液，使血红蛋白结合氧的能力下降，从而使心肌发生缺血缺氧，以致产生心绞痛，甚至心肌梗死和猝死。所以冠心病患者有必要禁止吸烟。

（4）忌饮酒、浓茶和浓咖啡：茶叶和咖啡中所含的茶碱和咖啡因均可兴奋中枢神经，从而使心跳加快、心律失常，使人产生兴奋和不安，使心肌耗氧量上升，冠心病患者则易引起心绞痛发作，饮酒也有类似的作用，故冠心病患者应忌饮酒、浓咖啡和浓茶。

（5）忌高糖饮食：进食高糖食品如巧克力、糖果、甜点心等，可引起血糖升高，使血液呈高黏滞状态，血液流动速度减慢，使心肌缺血缺氧；血糖升高又可使甘油三酯的合成增加，引起血脂升高。所以冠心病患者应忌食高糖食品，避免引起血糖升高，而加重冠心病。

（6）忌暴饮暴食：过饱饮食可使体重增加、超重和肥胖，使冠心病发病率升高。另一方面暴饮暴食又会使胃肠道压力上升，血糖和血脂增加，从而发生冠脉供血不足，诱发心绞痛和心肌梗死的发生。

冠心病患者一日参考膳食：

（1）早餐：可选燕麦、大米、春笋、玉米面食品，如窝窝头、燕麦粥、麻油春笋尖等。

（2）午餐：可选豆腐、鲫鱼、大蒜、空心菜、大米食品，如：炒空心菜、什锦豆腐、大蒜烧鲫鱼、米饭等。

（3）晚餐：可选蒸红薯、豆沙包、煮花生米等食品。

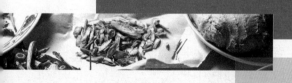

五、医患互动空间

（一）专家答疑

1. 哪些人容易患冠心病?

容易患冠心病的人在医学上叫冠心病的高危人群，除体型肥胖者、高脂血症者、吸烟者、年龄偏大者外，通常认为有遗传因素者、高血压病患者、糖尿病患者、缺乏运动者、脑力劳动者以及饮食失调者均容易患冠心病，乃冠心病的高危人群。

体型肥胖者：肥胖是冠心病的危险因素之一，北京地区的调查表明，在冠心病患者中，肥胖者的人数约是体重正常者的5倍，肥胖者比体重正常者患冠心病的可能性高1倍以上。

高脂血症者：高脂血症是冠心病的主要危险因素，高脂血症容易在动脉中形成粥样斑块，促使动脉粥样硬化并涉及冠状动脉，从而促发冠心病。

吸烟饮酒者：有资料表明，吸烟者冠心病的患病率比不吸烟者明显增高，吸烟者死于冠心病的概率是不吸烟者的2~6倍，吸烟数量越多，时间越长，发病机会越多。长期大量饮酒容易引起脂质代谢紊乱，也是促发冠心病的重要因素，饮酒者比不饮酒者易于患冠心病。

年龄偏大者：冠心病的发病随年龄的增长而

增高，程度也随年龄的增长而加重。有资料表明，自40岁开始，每增加10岁，冠心病的患病率增加1倍，年龄偏大者容易患冠心病是显而易见的。

有遗传因素者：冠心病的遗传因素是明确的，如果家庭一级亲属（父母或兄弟姐妹）中有人患冠心病，那么他（她）患冠心病的危险性就增加，亲属患病的年龄越轻，他（她）患冠心病的危险性越大。

高血压病患者：在冠心病患者中，60%～70%患有高血压，而高血压患者患冠心病的危险是血压正常者的2倍以上。

糖尿病患者：糖尿病患者比无糖尿病者的冠心病发病率高2倍，有统计表明，38%的糖尿病患者患有冠心病。

缺乏运动者：运动锻炼能预防肥胖、高血压、高脂血症等，长期坚持适量运动也是预防冠心病的好方法，缺乏运动大大增加冠心病发病的危险性。

脑力劳动者：从事脑力劳动者大脑长期处于紧张状态，加之缺少锻炼，体力活动减少，较体力劳动者明显易患冠心病。

饮食失调者：饮食失调者，比如长期高脂肪、高胆固醇、高盐饮食，而膳食中缺少蔬菜水果也容易患冠心病。

2. 冠心病会遗传吗?

不少冠心病患者的亲属都问过这个问题,冠心病的发病有明显的家族性,因为一些冠心病的危险因素如高血压、肥胖、糖尿病、性格等常带有家族性,因此,有这些危险因素的家族后代容易患冠心病。冠心病的遗传因素是明确的,如果家庭一级亲属(父母或兄弟姐妹)中有人患冠心病,那么他(她)患冠心病的危险性就增加,亲属患病的年纪越轻,他(她)患冠心病的危险性越大。

冠心病的发病通常决定于两大因素,一是可以控制的因素,如饮食习惯、精神情绪、缺乏运动锻炼、吸烟饮酒等;另一是无法控制的因素,如年龄、性别、遗传。遗传因素也就是上一代的某些特征,比如性格、高血压、冠状动脉的解剖特点等,可以作为一种遗传因子传给下一代,使后代也容易患冠心病。一般认为,遗传因子在冠心病中有65%的遗传力,也就是说在一个人的冠心病发病中,约有65%是遗传因素在作怪,另外35%是其他因素的作用,所以说冠心病的确有遗传下一代的可能。不少资料表明,在父母与子女这样一级亲属关系中,父母有冠心病者,子女患此病的机会要比父母没有冠心病者高6倍。

当然，冠心病和通常所说的遗传性疾病有着明显的区别，冠心病具有遗传因素，但并不是一种严格意义上的遗传性疾病。即使父母患有这种病，自己的孩子也不一定会患上冠心病。某一家族内冠心病患者较多，除了遗传因素起部分作用外，往往是因为大家长期生活在一起养成了共同的生活习惯，甚至于性格也相差不大造成的。例如一家人都喜欢食油腻、咸、甜等食物，都不爱活动，工作上都爱钻牛角尖，不会自我放松等，这些可能成为这个家族冠心病发生的主要诱因。

目前，美国可谓是冠心病高发国之一，如果按一般遗传或家族的概念去衡量，美国的冠心病家族一定要比中国多得多，但事实并非如此，近年来美国的冠心病患者呈逐年减少的趋势，其主要原因是美国人不是消极地对待冠心病，而是持积极的心态，针对肥胖和高脂血症，提出了减少食量、改善饮食结构、加强体育锻炼、限制吸烟和酗酒等预防措施，从而使冠心病的发病率大大降低。

因此，在冠心病的预防上，既要重视遗传这一危险因素，又不要陷入"宿命论"的泥潭。要明确在冠心病的预防上，人们是可以有所作为的。吸烟、酗酒、摄入食盐及饱和脂肪过多，食用新鲜蔬菜水果过少等是可以改变的不良习惯，适当增加体力活动和限制食量对减轻肥胖、控制糖尿病和高血压都有很好的效果，也是预防冠心病的重要措施。

3. 为什么不必害怕冠心病？得了冠心病怎么治？

虽然冠心病严重威胁着人们的健康和生命，但冠心病是可预防、可控制、可治疗的。冠心病是冠状动脉粥样硬化引起的，只要在动脉粥样硬化漫长发展过程中坚持健康的生活方式，使用降血脂药物降低血脂，使用阿司匹林预防血栓，有效控制血脂异常，就可以使动脉粥样硬化斑块稳定、缩小甚至消退，从而达到有效控制动脉粥样硬化，战胜冠心病的目的，所以不必害怕冠心病。

如果不幸得了冠心病，也不要悲观，只要患者树立战胜疾病的信心，坚持治疗，冠心病是可以被战胜的，冠心病患者可以带病正常生活。如若患了冠心病，首先要改变不良的生活方式，在此基础上进行中西药治疗，同时还可根据病情的需要采用溶栓治疗、介入治疗和外科手术治疗等。

（1）改变不良的生活方式：由于冠心病的发生和发展与很多不良的生活方式，如吸烟、酗酒、饮食不当、不爱运动，以及一些疾病如高血压病、高脂血症、糖尿病等密切相关，这些都是冠心病的危险因素，并且高血压病、高脂血症、糖尿病的发病也与不良生活方式有关，采用健康的生活方式，控制危险因素，从而达到防治冠心病的目的。具体来讲就是"戒烟限酒、有氧运动、合理饮食和心理平衡"。

（2）选用中西医进行治疗：药物治疗是防治冠心病最重要的措施，在改变不良的生活方式的同时，还应在医生的指导下，根据病情的需要选用适宜的药物进行治疗，不仅可选用西药，也可选用中药，还可采用中西医结合的方法进行治疗。需要说明的是，一定要在医生的指导下用药，切不可自作主张购药。或偏信广告的不实宣传选用缺乏科学证据的药物和保健品。

（3）溶栓介入或手术治疗：如果冠心病病情较重，冠状动脉或者其重要分支被堵塞，引起部分心肌因严重、持续的缺血或坏死，药物治疗和改变不良的生活方式不能立即发挥作用，必须采取一些治疗措施尽快、充分、持续将被堵的冠状动脉血管打通，则可根据病情的需要及时选用溶栓治疗、介入治疗或手术治疗。

4. 一旦发生心绞痛怎么办？

冠心病患者若不注意很容易引发心绞痛，一旦发生心绞痛应该怎么办这个问题有很多冠心病患者都问过，现简要回答如下。

典型的心绞痛大多发生在胸部正中的胸骨后、心前区手掌大小的范围，疼痛可放射至左臂、肩、颈、下巴及手指等。患者感到紧缩样、压迫样、烧灼样疼痛，伴有窒息感和恐惧感。心绞痛大多发生在运动中，如快走赶路，挑着或提着重东西走路，或干重体力活的过程中发生，休息后3~5分钟缓解，或含服硝酸甘油后1~3分钟缓解。可在全天任何时候发作，特别容易在清晨运动时发作。心绞痛可数天或数星期发作1次，也可1天内发作几次。劳累、情绪激动、饱餐后、寒冷、吸烟、心跳过快等均可引发心绞痛。

发生心绞痛后，应根据下述处理方法进行抢救，但若疼痛发作时间超过30分钟，自己用3次硝酸甘油不能缓解疼痛，应考虑可能发生了心肌梗死，必须紧急呼救或拨打急救电话，或迅速将患者送往医院急救。心绞痛的抢救处理方法是：①患者和周围人都应保持镇静，不要慌乱，以免因情绪紧张而造成患者需氧量增加，加重心绞痛的病情。②不论在何种场合，患者都应停止正在进行的活动，原地休息，不可再增加活动量。③立即找出常备的或随身携带的急救药物，舌下含服1~2片硝酸甘油，一般1~3分钟即可缓解；若未能缓解，隔5分钟再含服1次，可连服3次，也可使用治疗心绞痛急性发作的其他类型药物，如硝酸异山梨酯气雾剂，同时可将300毫克阿司匹林片嚼碎服下，如患者烦躁不安还可口服1片（2.5毫克）安定。④周围的人可用手轻轻按摩患者前胸部，或用热水袋热敷前胸，患者可做几次深呼吸，对改变身体的缺氧状态有帮助。⑤心绞痛如在室内发生，应立即开窗通风，保持室内空气新鲜充足，解开患者衣领，去除领带，家中有氧气的立即给患者吸氧。

心绞痛缓解后，若以往尚未经医生诊断，或既往从未发作过心绞痛，或本次发作的感觉与以往的发作明显不同，患者都应立即去医院看病；已经医生诊断为冠心病的患者，应找出引发本次心绞痛发作的诱因，防止心绞痛再发。

需要说明的是，有15%～20%的患者心绞痛发作时症状并不典型，常因疼痛处远离心脏而被忽视，以为是其他小病，随便吃点药应付，容易贻误病情的医治和抢救，应引起足够的重视。有些疼痛表面上看好像和心绞痛沾不上边，实际上关系密切。

5. 阿司匹林为什么不能说停用就停用？

阿司匹林是防治冠心病的重要药物，长期服用阿司匹林的冠心病患者，如果需要停用的话，不要即刻就停药，一定要慢慢来，在医生的指导下逐渐停用，因为阿司匹林能降低血液的黏稠度，使血液长期处于低凝状态，血液浓度大致要持续7~10天，如果突然停药，血液浓度骤增，很容易诱发血栓，导致病情加重。减量时如果以每天服用剂量为100毫克计算，减药次数最好是1周1次，每次减量1/4，即25毫克，这样的减药方法需维持1个月左右，之后逐渐停药。

需要说明的是，近年来有肠溶的、缓释型的阿司匹林应用于临床，其胃肠道不良反应大为减少，如果患者需要服用阿司匹林的话，建议选用肠溶的、缓释型的阿司匹林，这样会大大减少对胃肠道的不良影响。如果患者出现了严重的胃肠道反应的话，则可根据病情选用替代药物（如氯吡格雷）治疗，千万不能突然停药。另外，还可以将服药时间改在早晨或同时吃一些保护胃黏膜的药物，这在一定程度上也能减少药物对胃肠道的刺激。

6. 冠心病患者为什么要避免发生便秘？

便秘时，由于大便变干，粪块堵塞，可以造成腹胀、腹痛、烦躁不安等，这些均可增加心肌耗氧量，加重心脏负担。由于大便秘结，当用力屏气排便时，腹壁肌和膈肌强烈收缩，使腹压增高，心脏排血阻力增加，动脉血压和心肌耗氧量也因而增加，极易诱发心绞痛，甚至导致严重的心律失常，有些病人甚至发生心肌梗死区、动脉瘤以及室壁瘤的破裂。冠心病病人因排便造成症状复发甚至心肌梗死是屡见不鲜的。因此，冠心病患者因特别注意预防发生便秘。

为了保持大便通畅，应注意饮食清淡，少吃油腻，多吃水果、蔬菜，特别是多吃香蕉、芹菜、胡萝卜、菠菜、香菇、蘑菇等。还应多饮水或蜂蜜水，以润滑肠道。保持运动锻炼的习惯对防止便秘有着一定的作用。每天应养成定时排便的习惯。如果已经发生了便秘，可以适当服用一些缓泻剂或外用开塞露等，使大便易于排出。

7. 要鼓励冠心病患者多吃哪些食物？

（1）多吃橄榄油：橄榄油中富含维生素 A、维生素 D、维生素 E 等，脂肪酸中的 80% 为不饱和脂肪酸，是一种营养价值很高的食用油。食用橄榄油后，可以提高血液中的高密度脂蛋白胆固醇，阻止血小板聚集，从而可以防止冠心病心肌梗死及脑梗死的发生。

（2）多吃海鱼：海鱼中含有丰富的 N–3 脂酸。

N-3脂酸可使甘油三酯和总胆固醇降低，使高密度脂蛋白稍增高，使肝脏合成极低密度脂蛋白（V-LDL）减少，此外，还有抑制血管炎症反应，抑制血小板聚集和释放的作用，故能防止动脉粥样硬化和冠心病的发生。

（3）多吃含植物纤维高的食物：摄入一定量的植物纤维，可阻断胆酸的肠肝循环，降低胆汁和血中的胆固醇浓度，对防治动脉粥样硬化有良好的作用。植物纤维在肠道内不被吸收，但能促进肠道蠕动，特别是植物纤维中的果胶，在吸水后体积膨胀，使粪便的体积和重量增加，有利于粪便的排出，不仅可防止便秘的发生，还可防止诱发心绞痛。

（4）多吃某些常量元素含量高的食物：钾、钙、钠、磷、镁，均是人体必需的常量元素。钾、钠平衡，对心肌正常收缩起着重要作用。无论钠或钾，摄入太多或太少，都会直接影响心脏。缺乏钾盐，可引起各种心律失常；体内钠盐过多，会使血容量增加，心脏负担加重，甚至诱发心衰等。所以为了保护心脏，一方面应该吃得淡一点，另一方面又要多吃些含钾量高的食物。冠心病患者应少吃各种腌制品和酱菜，多吃瘦肉、禽类、鱼类、水果、蔬菜等含钾高的食物。为了防治高血压，应摄入钙/磷比例大于1.33的食物，即钙的摄入量应比磷高。含钙丰富的食物有牛奶及奶制品，虾皮、紫菜、海带、黄豆、青豆、洋白菜等。镁缺乏，可引起心律失常，冠心病患者应多吃含镁丰富的食物，如绿叶蔬菜、坚果类、瘦肉类、海产品类、全麦类、豆类等。

（5）多吃某些微量元素含量高的食物：微量元素锌、铬、锰、硒、碘等，与心脏疾病密切相关。多摄入锌，有利于改变或提高锌/镉比例，促进致高血压的镉的排出，有利于高血压、冠心病的防治，所以应多吃含锌丰富的食物，如小麦、小米、玉米粉、黄豆、扁豆等；铬是维持正常胆固醇代谢所必需的，含铬丰富的食物有酵母、动物肝脏、牛肉、粗面粉、糙米、粗糖等；缺锰可引起动脉粥样硬化，含锰较多的食物有糙米、小麦、黄豆、萝卜等；低硒食物可使心肌收缩力减退，含硒较高的食物有小麦、小米、玉米、大白菜、南瓜等；碘有助于抑制肠道内胆固醇的吸收，并可减轻胆固醇在动脉壁的沉积，各种海产品含碘量较高。

8. 冠心病患者需要服营养保健品吗，怎样挑选适合的保健品呢？

冠心病患者经过调节生活饮食习惯，并经规范的药物治疗，可适当服用营养保健品。对于冠心病患者，较合适的保健品，包括以下几类：

（1）维生素类：维生素为人体所必需，胡萝卜素和维生素C具有抗氧化的作用，能够影响心肌代谢，增加血管韧性，使血管弹性增加，降低血脂。维生素E具有动脉保护作用。

（2）菌藻类保健品：很多菌藻类物质均有抗氧化、降低血脂的作用，冠心病患者可适当食用。

（3）海鱼油类：海鱼油中富含二十碳五烯酸和二十二碳六烯酸，有明显的降血脂作用。

（4）微量元素类：镁可以影响血脂代谢和血栓形成，促进纤维蛋白溶解，抑制凝血或对血小板起稳定作用，防止血小板凝聚。铬能够增加胆固醇的分解和排泄。科学家认为锌铜比值可影响血清胆固醇的含量。近年的研究表明，膳食中的钙含量增加，可预防高血压及高脂膳食引起的高胆固醇血症。因此冠心病患者可选用一些富含此类微量元素的保健品。

不过值得提出的是，即使是经精心选择、合适的保健品，也不能取代用于治疗冠心病的药物，也不能使用保健品后就忽视了生活习惯的改变对冠心病防治的作用。目前，国际上冠心病诊疗指南都没有推荐使用保健品防治冠心病。

9. 冠心病是什么原因引起的呢?

冠心病是冠状动脉发生粥样硬化所致,但目前医学界还未阐明哪一种因素就是引起动脉粥样硬化的病因,而只知道有一些因素有引起动脉粥样硬化的危险,称为危险因素。对冠状动脉粥样硬化来说,目前公认的主要危险因素包括:高龄、男性、高脂血症、高血压、糖尿病和吸烟。其次是脑力活动紧张,体力活动少,食物含热量高,动物脂肪高,胆固醇高而抗氧化物质(如维生素E、A等)减少,肥胖,A型性格,有家族性高脂血症史,某些微量元素如锌、硒等缺乏,体内铁储存增多,血同型半胱氨酸增高,胰岛素抵抗等。

上述危险因素,在每个个体中可以是单独存在的,也可以是两种或两种以上同时存在。若存在两个或两个以上的危险因素时,冠心病发生发展的危险性就不仅仅是两个危险因素简单相加,而是表现为成倍增加的协同作用,特别是高血压、高胆固醇血症和吸烟这3个独立的危险因素"相会"于同一个患者。

冠心病的发病率随着年龄的增长而增高,程度也随着年龄的增长而加重。有资料表明,自40岁开始,每增加10岁,冠心病的患病率增加1倍。男性50岁，女性60岁以后，冠状动脉粥样硬化发展比较迅速，因而发生心肌梗死的危险性也随着年龄的增长而增大。

近年来观察发现，动脉粥样硬化并非从中年才开始，而是从幼年开始可能就有早期的病变（动脉内膜下出现脂肪条纹），只不过随着年龄的增长，其病变程度加重、速度也加快而已，因此预防冠心病应该从孩童时期就开始。

10. 冠心病患者还能长寿吗？

冠心病是动脉粥样硬化导致器官病变的最常见类型，也是严重危害人们健康和生活质量的常见病、多发病。一旦罹患冠心病，就好比人体内装了一个定时炸弹，随时都有发生心绞痛、心肌梗死甚至心脏猝死等心脏严重事件的可能性，大大影响了人们的寿命。所以，人们常有冠心病患者还能不能照样长寿的疑问，而且大凡冠心病患者多悲观失望，认为患上了冠心病，其寿命大为缩短。其实这种顾虑是多余的，也是极其有害健康的，只要注意积极治疗调养，冠心病患者照样能长寿。

为了让冠心病患者走上长寿之路，冠心病患者除了做到日常生活有规律外，还应注意以下几个方面：

（1）树立战胜疾病的信心：冠心病患者要树立战胜疾病的坚定信心，以积极的态度面对疾病、面对晚年，积极致力于病体的康复。再者，要实事求是地认识和处理心理、社会事件，消除过高要求和激烈竞争的事件，克服过分喜悦、愤怒、焦虑、恐惧等因素，学会自我控制，做情绪的主人。愿所有冠心病患者时时都能心情舒畅，天天都有好心情，以配合治疗。

（2）遵从医嘱，坚持治疗：定期到医院复查，随时掌握患者病情的变化，遵从医嘱，在医生指导下坚持治疗。要根据心脏情况及全身状况随时调整治疗方案，使药物治疗和生活起居更具针对性，宜采取中西医结合的方法，根据病情需要坚持应用有科学依据、有预防治疗作用的中西药物，用药切不可三天打鱼，两天晒网。

（3）合理安排日常饮食：饮食调养在冠心病的治疗康复中占有十分重要的地位，日常饮食要科学合理，注意饮食营养的均衡、全面，尤其要克服挑食、偏食、不按时进食等不良饮食习惯，要戒除烟酒，注意选取低热量、低胆固醇、低糖、高纤维素的食物，适当多吃维生素含量丰富及纤维素多的新鲜蔬菜及水果，同时还宜根据自己的病情需要选用药膳进行调理。

（4）适当进行运动锻炼：运动锻炼有利于冠状动脉侧支循环的建立，是冠心病患者自我调养的重要手段，所以，冠心病患者一定要重视体育锻炼。需要注意的是冠心病患者的运动一定要在医生的指导下根据病情需要合理安排，运动锻炼要严格掌握其运动量，绝对避免过度劳累及剧烈运动，否则不仅难以取得应有的效果，还容易诱发心绞痛甚至急性心肌梗死、心脏性猝死等。

（二）名医名院

1. 华北地区

所在地	医院名称	医院地址	姓名	职称
北京	北京协和医院	东城区东单帅府园1号（东院）；西城区大木仓胡同41号（西院）	沈珠军 曾　勇 范中杰	主任医师、教授 副主任医师 主任医师、教授
	北京大学第三医院	北京市海淀区花园北路49号	冯新恒 张福春 曾　辉	主任医师 主任医师 主任医师
	北京中医医院	北京市东城区美术馆后街23号	张大炜 魏执真	主任医师 主任医师

所在地	医院名称	医院地址	姓名	职称
天津	天津医科大学总医院	天津市和平区鞍山道154号	蔡　衡 万　征 杨振文 高玉霞	副主任医师 主任医师、教授 副主任医师 主任医师、教授
	长征医院	天津市红桥区北马路354号（原二中心医院原址）	陈燕鸣 马晓燕	主任医师 主任医师
	天津中医药大学第一附属医院	天津市南开区鞍山西道314号	李　彬 朱亚萍	副主任医师 主任医师
河北	河北省人民医院	河北省石家庄市和平西路348号	李树仁 胡福莉	主任医师、教授 主任医师、副教授
	石家庄市中医院	石家庄市中山东路389号	贾树培 张慧霞	主任医师 主任医师
山西	山西省人民医院	山西省太原市双塔寺东街29号	张　虹 张林虎 李　蕊	主任医师 主任医师、教授 主任医师
	山西省中医院	太原市并州西街16号（总院）；太原市万柏林区和平南路336路	耿　强 李　慧	副主任医师 副主任医师

续表

所在地	医院名称	医院地址	姓名	职称
内蒙古	内蒙古医科大学附属医院	呼和浩特市回民区通道北街1号	闫朝丽	主任医师、教授

2. 华东地区

所在地	医院名称	医院地址	姓名	职称
上海	上海瑞金医院	总院：上海市瑞金二路197号（永嘉路口）；北院：嘉定区嘉定新城中心区（马陆镇）希望路999号	陶 波 陈 颖 顾 刚 潘文麟	副主任医师 副主任医师 主任医师 副主任医师
	上海华山医院	本院：上海市乌鲁木齐中路12号；东院：浦东新区红枫路525号（近明月路）；北院：宝山区陆翔路108号	王 坚 邬剑军 赵重波 王开颜	主任医师、教授 主任医师、副教授 副主任医师、副教授 主任医师、教授

所在地	医院名称	医院地址	姓名	职称
上海	上海市中医院	上海市芷江中路274号	全　超	副主任医师
			王运律	副主任医师
			刘　敏	副主任医师
山东	山东省立医院	济南市经五纬七路324号	张精勇	副主任医师
			种振岳	主任医师
			王　默	副主任医师
			袁　海	副主任医师
	山东省中医院	山东省济南市文化西路42号	孟昭阳	副主任医师、副教授
			张世亮	副主任医师、副教授
	山东大学齐鲁医院	济南市文化西路107号	张鹏飞	副主任医师、副教授
			钟敬泉	主任医师、教授
			纪求尚	主任医师
江苏	江苏省人民医院	南京市广州路300号	杨　兵	主任医师、教授
			张凤祥	副主任医师、副教授
	江苏省中医院	南京市建邺区汉中路155号	唐蜀华	主任医师、教授
			李七一	主任医师、教授
			方祝元	主任医师、教授
			韩　旭	主任医师、教授

续表

所在地	医院名称	医院地址	姓名	职称
安徽	安徽省立医院	安徽省合肥市庐江路17号	马礼坤	主任医师、教授
			余 华	副主任医师、副教授
			陈鸿武	副主任医师
	安徽省中医院	安徽省合肥市梅山路117号	周宜轩	主任医师、教授
			姚淮芳	主任医师、教授
浙江	浙江省第一医院	浙江省杭州市春路79号	胡晓晟	主任医师
			高丹忱	副主任医师
			来江涛	副主任医师
	浙江省中医院	杭州市邮电路54号	俞惠生	主任医师、教授
福建	福建协和医院	福建省福州市新权路29号	张飞龙	副主任医师、副教授
			林朝贵	主任医师、副教授
			陈建华	副主任医师、副教授
	德化中医院	德化县龙浔镇塔雁街89号	潘 剑	副主任医师

3. 华南地区

所在地	医院名称	医院地址	姓名	职称
广东	广东省中医院	总院：广东省广州市大德路111号；二沙岛分院：二沙岛大通路261号；芳村分院：广州市涌岸街36号；珠海分院：珠海市吉大区景乐路53号；下塘分院：广州市麓景路上街13巷9号；天河分院：广州市天河东路60号；罗冲围分院：广州市增槎路14号；大学城分院：广州市番禺区大学城内环西路	陈伯钧 王云飞 颜　芳 迟东升	主任医师、教授 主任医师、教授 副主任医师、副教授 主任医师
	广州市中医院	广东省广州市大德路111号	胡世云 黄桂宝	主任医师 主治医生
广西	广西壮族自治区人民医院	广西南宁市桃源路6号	邓金龙 伍广伟 袁　军	主任医师 主任医师、教授 副主任医师、副教授

4．华中地区

所在地	医院名称	医院地址	姓名	职称
湖南	中南大学湘雅医院	湖南省长沙市湘雅路87号	莫　龙	副主任医师、副教授
			陈晓彬	副主任医师、副教授
			谢启应	副主任医师、副教授
	湖南省中医院	湖南省长沙市蔡锷北路233号	邹碧云	主任医师、教授
			毛湘屏	副主任医师
湖北	湖北省人民医院	湖北武汉武昌区张之洞路（原紫阳路）99号解放路238号	江　洪	主任医师、教授
			杨　波	主任医师、教授
			黎明江	主任医师、教授
	湖北省中医院	湖北省武汉市武昌区胭脂路花园山4号	胡有志	主任医师
			张道亮	主任医师、教授
河南	河南省人民医院	河南省郑州市纬五路七号	刘煜昊	主任医师、教授
			王山岭	主任医师、教授
			王宪沛	副主任医师、副教授
	河南省中医院	郑州市东风路6号	黄　斌	主任医师、教授
			范红玲	副主任医师

续表

所在地	医院名称	医院地址	姓名	职称
江西	江西省人民医院	阳明路门诊：南昌市阳明路392号；北京西路门诊：南昌市北京西路门诊128号；爱国路门诊：南昌市爱国路92号；二经路门诊：南昌市二经路84号	洪　浪 陆林祥	主任医师、副教授 主任医师
	江西省中医院	南昌市八一大道445号	刘中勇 饶旺福	主任医师、教授 主任医师、教授

5. 西北地区

所在地	医院名称	医院地址	姓名	职称
宁夏	宁夏医科大学总医院	宁夏银川市兴庆区胜利南街804号	贾绍斌 黄　晖	主任医师、教授 副主任医师
	银川市中医院	银川市兴庆区解放西街231号	杨学信	副主任医师

续表

所在地	医院名称	医院地址	姓名	职称
新疆	新疆人民医院	新疆乌鲁木齐市天池路91号	戴晓燕	主任医师、教授
	新疆中医院	新疆乌鲁木齐市黄河路116号	白玉盛	主任医师
青海	青海省心血管病专科医院	西宁市厂路7号	祝存奎	主治医师
陕西	陕西省人民医院	西安市友谊西路256号	朱舜明	主治医师、讲师
			官功昌	副主任医师
			姜　馨	主任医师
	陕西省中医院	西安市西华门4号	郭　军	副主任医师
			张笑峥	副主任医师
甘肃	甘肃省人民医院	兰州市东岗西路204号	谢　萍	主任医师
			李　丽	主任医师、教授
			施一帆	主任医师
	甘肃省中医院	兰州市七里河区瓜州路418号	杨宝平	副主任医师

6. 东北地区

所在地	医院名称	医院地址	姓名	职称
辽宁	辽宁省人民医院	沈阳市沈河区文艺路33号	孔宏亮 侯爱洁 赵宏伟	主任医师、教授 主任医师、教授 主治医师
	辽宁省中医院	中国辽宁省沈阳市皇姑区崇山东路72号	王凤荣 于　睿	主任医师、教授 主任医师、教授
吉林	吉林大学第一医院	总院：长春市新民大街71号，分院（二部）：吉林大路与乐群街交汇处－吉林大路3302号	林光柱 孙　健	副主任医师、副教授 主任医师、教授
	吉林省中医院	吉林省长春市朝阳区工农大路1478号	杨丽华	主任医师、教授
黑龙江	哈尔滨医科大学附属第一医院	门诊部：哈尔滨市南岗区大直街199号；住院部：哈尔滨市南岗区邮政街23号	韩　薇 尹新华	主任医师、教授 主任医师、教授
	黑龙江省中医院	哈尔滨市香坊区三辅街142号	郭茂松	副主任医师

7. 西南地区

所在地	医院名称	医院地址	姓名	职称
四川	成都中医药大学附属医院	四川省成都市金牛区十二桥路39号	田佩茹 许　勇 黄云瑞	主任医师、教授 主任医师、副教授 主任医师
云南	云南省第一人民医院	云南昆明市金碧路157号	范　洁 林　玲	主任医师、教授 主任医师、教授
贵州	贵州省人民医院	贵阳市中山东路83号	宋　方	主治医师
	贵州中医学院附属医院	贵州省贵阳市宝山北路71号	孙　刚	主任医师、副教授
重庆	重庆医科大学附属第一医院	重庆袁家岗友谊路1号	何　泉 周建中	副主任医师、副教授 主任医师、教授
	重庆市中医院	南桥寺院部：重庆市江北区盘溪支路6号	何德英	主任医师、副教授

参考文献

1. 岳桂华，王学工，张红梅. 冠心病中医防治与调养 [M]. 北京：化学工业出版社，2010.

2. 杨保林，王建辉. 中医防治冠心病 [M]. 北京：北京科学技术出版社，2012.

3. 杨关林. 冠心病对症自疗 [M]. 北京：人民军医出版社，2009.

4. 尹国有，李庆海. 冠心病诊治与调养疑问140解 [M]. 北京：军事医学科学出版社，2012.

5. 宋晨光. 自我治疗 [M]. 北京：中国中医药出版社，2012.

6. 包家明. 冠心病的护理与康复 [M]. 北京：人民卫生出版社，2011.

7. 陈灏珠，林果为. 实用内科学 [M]. 第13版. 北京：人民卫生出版社，2009.

8. 张抒扬，刘震宇. 协和名医健康指导丛书：冠心病 [M]. 北京：科学出版社，2009.

9. 杨关林，王凤荣. 常见病医学科普丛书：冠心病 [M]. 北京：中国中医药出版社，2010.

10. 胡大一. 冠心病 [M]. 北京：化学工业出版社，2009.

11. 李广智. 名医与您谈疾病丛书：冠心病［M］. 北京：中国医药科技出版社，2009.

12. 周仲瑛. 中医内科学［M］. 第2版. 北京：中国中医药出版社，2007.

13. 汤小龙. 常见病百家方丛书：冠心病［M］. 北京：中国中医药出版社，2012.

14. 李芳，李兴. 冠心病患者饮食起居与用药——冠心病治疗的关键是保护［M］. 北京：人民军医出版社，2013.

47